Acompañamiento Tanatológico:

Un Viaje de Sanación y Esperanza

Por: Jose E. Martinez Vargas

Contenido

Acompañamiento Tanatológico: 1

Un Viaje de Sanación y Esperanza 1

Por: Jose E, Martinez Vargas 1

- **Antigua Mesopotamia** 9
- **Antigua India** 9
- **Antigua China** 9
- **Antigua Grecia** 10
- **Antiguo Egipto** 10

Acompañamiento Tanatológico en el Antiguo Egipto 11

- **Antigua Grecia** 12

Acompañamiento Tanatológico en la Antigua Grecia 12

- **Edad Media** 13

Acompañamiento Tanatológico en la Edad Media 14

- **El Renacimiento** 15

Acompañamiento Tanatológico en el Renacimiento 15

- **Avances del Siglo XIX** 16

Acompañamiento Tanatológico en el Siglo XIX 17

- **Desarrollo en los Siglos XX** 17

Acompañamiento Tanatológico en el Siglo XX 18

- **Desarrollo en el siglo XXI** 18

Acompañamiento Tanatológico en el Siglo XXI 19

Capítulo 2: Procesos Biológicos de la Vida y la Muerte 20

Capítulo 2: Procesos Biológicos de la Vida y la Muerte 21

Cuidados Paliativos 21

Manejo del Dolor 21

V.   Manejo de Otros Síntomas 22

Enfoque Integral y Personalizado 22

Control del Dolor 22

Manejo de la Náusea y los Vómitos 23

Alivio de la Dificultad para Respirar (Disnea) 23

Control de Otros Síntomas 23

Enfoques No Farmacológicos 23

Estrategias de Apoyo Emocional y Psicológico 24

Importancia del Apoyo Integral 25

Responder a las Necesidades Espirituales 25

Respeto por las Creencias y Valores 25

Atención Existencial 26

Apoyo a la Familia 26

Presencia Compasiva 26

Proceso de Toma de Decisiones 26

Respeto por los Deseos del Paciente 27

Apoyo a las Familias 27

Consideraciones Éticas y Culturales 27

Apoyo Continuo 27

Herramientas de Ayuda 28

Control del Dolor y Síntomas 28

Apoyo Emocional y Psicológico 28

Atención Espiritual 28

Apoyo a la Familia 29

Ambiente Confortable 29

Decisiones al Final de la Vida 29

Cuidado Holístico e Individualizado 29

Apoyo Emocional 31

Apoyo Psicológico 31

Mejora de la Calidad de Vida 31

Afrontar el Duelo 32

- **Escucha Activa y Empatía** 36

Importancia 36

- **Apoyo Emocional** 37

- **Manejo del Dolor y los Síntomas** 38

- Apoyo Espiritual 40
- Planificación Anticipada 41
- Intervenciones Terapéuticas 42

Importancia de las Intervenciones Terapéuticas 43

- Trabajo Multidisciplinario 43

Etapas del Duelo 46

Importancia de Reconocer las Etapas del Duelo 46

- Reacciones Emocionales y Físicas 47

Importancia del Apoyo y Cuidado Personal 48

Apoyo Emocional y Psicológico 48

Apoyo Espiritual 48

Cuidados Físicos 48

Apoyo a la Familia 48

Importancia de la Comunicación 49

Comunicación Honesta y Compasiva 51

Estrategias de Comunicación 51

Apoyo Continuo 51

Reflexión Personal 51

- Aceptación de la Impermanencia 53
- La Muerte como Maestra 54
- La Conexión Humana 55
- El Viaje Interior 56
- La Esperanza en la Trascendencia 58
- Convertir el Acompañamiento en un Viaje de Sanación y Esperanza 61
- Crear un Espacio Sagrado 62
- Fomentar la Reflexión 63
- Ofrecer Apoyo Espiritual 64
- Practicar la Presencia Plena 66
- Autocuidado para los Acompañantes 67
- Facilitar la Conexión Humana 67

Importancia 68

Introducción

Introducción

En este ensayo tratare de abordar "El Acompañamiento Tanatológico" desde una visión que trasciende lo clínico para tocar profundamente lo humano. Este proceso nos recuerda la vulnerabilidad y la fortaleza inherentes a la condición humana. Acompañar a una persona en el final de su vida es un acto de compasión y respeto que involucra no solo la atención a sus necesidades físicas, sino también a sus dimensiones emocionales, espirituales y existenciales.

¿Qué es el Acompañamiento Tanatológico?

El Acompañamiento Tanatológico es un proceso de apoyo emocional y psicológico dirigido a personas y sus familias que están enfrentando una enfermedad terminal o una pérdida significativa. Este tipo de acompañamiento se centra en proporcionar un espacio seguro y compasivo donde los individuos puedan expresar sus sentimientos, miedos y esperanzas sin ser juzgados.

- Importancia y Objetivos

El acompañamiento tanatológico es crucial para reducir el estrés y la ansiedad tanto en los pacientes como en sus familias. Ayuda a cerrar heridas emocionales y a resolver asuntos pendientes, permitiendo una despedida más tranquila. Además, fomenta la comunicación y el fortalecimiento de los vínculos familiares durante un momento difícil, mejorando la calidad de vida de los pacientes y sus seres queridos.

El objetivo principal del acompañamiento tanatológico es mejorar la calidad de vida de los pacientes y sus familias durante el proceso de morir. Esto incluye ayudar a los pacientes a encontrar paz y aceptación en sus últimos días, así como facilitar el proceso de duelo para los familiares. Los principales objetivos del acompañamiento tanatológico son:

- **Apoyo Emocional:** Proporcionar un espacio seguro donde los pacientes y sus familias puedan expresar sus sentimientos y emociones sin ser juzgados.

- **Mejora de la Calidad de Vida:** Ayudar a los pacientes a encontrar paz y aceptación durante sus últimos días, asegurando que reciban atención respetuosa y compasiva.

- **Afrontar el Duelo:** Facilitar el proceso de duelo, ayudando a los familiares a aceptar la pérdida y a encontrar formas de seguir adelante.

- **Educación y Preparación:** Informar a los pacientes y sus familias sobre el proceso de la enfermedad y lo que pueden esperar, preparándolos para los cambios que vendrán.

Capítulo 1: Historia y Evolución

Capítulo 1: Historia y Evolución

- Orígenes Antiguos

Antes de los egipcios varias culturas tenían ya un concepto sobre la vida y la muerte. Abajo te resumiré la concepción de estas culturas pre egipcias sobre lo que para ellas significaba la Vida ya la Muerte.

- **Antigua Mesopotamia**

En Mesopotamia, la muerte se consideraba un paso hacia un inframundo oscuro y sombrío, conocido como el "Inframundo" o "Irkalla". Los mesopotámicos creían en la existencia de un reino subterráneo donde los muertos vivían una vida similar a la de los vivos, pero sin esperanza de resurrección o vida eterna.

El acompañamiento en la muerte en Mesopotamia incluía rituales y ceremonias diseñados para asegurar un tránsito seguro al inframundo. Los sacerdotes jugaban un papel crucial en estas ceremonias, ofreciendo oraciones y ofrendas a los dioses para garantizar el bienestar de los difuntos en el más allá. La construcción de tumbas y la inclusión de objetos personales en ellas eran comunes, con la creencia de que los difuntos necesitaban estos objetos en su vida después de la muerte.

- **Antigua India**

En la antigua India, la creencia en la reencarnación era central. La muerte se veía como una transición en el ciclo de nacimientos, muertes y renacimientos, conocido como "samsara". La calidad de la vida futura dependía de las acciones (karma) realizadas en vidas anteriores.

En la antigua India, el concepto de la reencarnación influía profundamente en el acompañamiento tanatológico. Los rituales funerarios, como la cremación, eran importantes para liberar el alma del cuerpo y facilitar su paso a la siguiente vida. Los sacerdotes y la familia realizaban oraciones y mantras para guiar al alma y asegurar un buen renacimiento. También se realizaban ceremonias conmemorativas y ofrendas a los ancestros para mantener su favor y protección.

- **Antigua China**

En la antigua China, la muerte se asociaba con el ciclo de la naturaleza y el equilibrio de los elementos. Los chinos creían en la existencia de un mundo espiritual donde los ancestros podían influir en la vida de los vivos. Los rituales funerarios y ofrendas a los ancestros eran comunes para asegurar su bienestar en el más allá.

En la antigua China, el acompañamiento tanatológico estaba muy ligado a las prácticas ancestrales y el culto a los antepasados. Se creía que los ancestros podían influir en la vida de los vivos, por lo que se les ofrecían sacrificios y ofrendas para asegurarse de que estuvieran contentos y en paz. Las ceremonias funerarias eran elaboradas e incluían la preparación cuidadosa del cuerpo y la inclusión de objetos valiosos y alimentos en las tumbas.

- **Antigua Grecia**

En la antigua Grecia, la muerte se consideraba una transición al inframundo, gobernado por Hades. Los griegos creían en la existencia de un alma inmortal que continuaba existiendo después de la muerte. Los rituales funerarios y las ofrendas a los muertos eran importantes para asegurar su tránsito seguro y su bienestar en el más allá.

En la antigua Grecia, el acompañamiento tanatológico incluía una serie de rituales y ceremonias para honrar a los muertos y asegurar su paso seguro al inframundo. Estos rituales comenzaban con el prothesis (exposición del cuerpo) y el ekphora (procesión funeraria). Los griegos creían que el alma necesitaba ser guiada al Hades y se realizaban sacrificios y ofrendas para aplacar a los dioses del inframundo. Las tumbas a menudo contenían objetos personales, armas y alimentos para el uso del difunto en el más allá.

Estas son solo algunas de las muchas culturas que tenían conceptos distintos sobre la vida y la muerte y el Acompañamiento Tanatológico antes de los egipcios. Cada una de ellas tenía sus propias creencias y prácticas que reflejaban su visión del mundo, la existencia y la muerte.

- **Antiguo Egipto**

Los antiguos egipcios tenían una visión muy rica y compleja de la vida y la muerte, profundamente influenciada por sus creencias religiosas y espirituales.

La Vida

Para los egipcios, la vida era un periodo temporal de preparación para el más allá. La existencia terrenal se veía como una fase transitoria que debía ser vivida de acuerdo con el *ma'at*, un concepto que representaba la verdad, la justicia y el orden cósmico. Vivir en armonía con *ma'at* era crucial para garantizar un destino favorable en el otro mundo.

La Muerte

La muerte en el antiguo Egipto no era el fin, sino el comienzo de una nueva existencia. Creían en una vida después de la muerte donde el alma continuaba su viaje. Este proceso implicaba varias etapas y componentes del alma:

- **Ka**: La energía vital del individuo que permanecía cerca del cuerpo y necesitaba ser alimentada.

- **Ba**: El alma que podía moverse entre el mundo de los vivos y el más allá.
- **Akh**: La forma glorificada del alma que resultaba de la unificación del *Ka* y *Ba* después de pasar juicio.

Acompañamiento Tanatológico en el Antiguo Egipto

El acompañamiento tanatológico en el antiguo Egipto incluía rituales y prácticas elaboradas diseñadas para asegurar el tránsito seguro y una vida feliz en el más allá. Aquí tienes algunos de los elementos más importantes:

Momificación

La preservación del cuerpo a través de la momificación era crucial. Los egipcios creían que el alma necesitaba un cuerpo intacto para vivir en el otro mundo. Este proceso implicaba la extracción de órganos, deshidratación del cuerpo y envolvimiento en vendas de lino, acompañado de ceremonias religiosas.

Textos Funerarios

Textos como el **Libro de los Muertos** contenían hechizos, oraciones e instrucciones para guiar al difunto en el más allá y ayudar a sortear los peligros del inframundo. Estos textos se colocaban en las tumbas o se escribían en los sarcófagos.

Tumbas y Ofrendas

Las tumbas eran consideradas como casas eternas y se construían con gran esmero. Incluían ofrendas de alimentos, bebidas y objetos personales para proporcionar al difunto lo que necesitaría en su vida después de la muerte. Las ofrendas y rituales continuaban después del entierro para mantener el *ka*.

Juicio de Osiris

El difunto debía enfrentar un juicio ante Osiris y otros dioses del inframundo. Su corazón era pesado contra la pluma de *ma'at*. Si el corazón era más ligero o igual a la pluma, el difunto era considerado justo y se le permitía entrar al más allá. Si no, su alma era devorada por Ammit, un monstruo con partes de león, hipopótamo y cocodrilo.

Estas creencias y prácticas reflejan cómo los egipcios entendían la muerte como una transición, donde el acompañamiento tanatológico jugaba un papel vital en asegurar una existencia continua y armoniosa en el más allá.

- **Antigua Grecia**

Los Antiguos Griegos tenían creencias complejas y variadas sobre la vida y la muerte, influenciadas por su mitología, filosofía y religión.

La Vida

Para los griegos, la vida era un regalo de los dioses y debía ser vivida de acuerdo con virtudes como la valentía, la sabiduría y la justicia. La búsqueda de la *areté* (excelencia) era un objetivo central en la vida griega. La vida terrenal era vista como una oportunidad para demostrar el valor y el carácter moral de una persona.

La Muerte

La muerte se consideraba una transición a una existencia en el inframundo, gobernado por Hades. Los griegos creían en la inmortalidad del alma y que esta continuaba viviendo después de la muerte en una forma diferente.

Había diferentes destinos para las almas según su comportamiento en vida:

- **Campos Elíseos**: Para los héroes y aquellos que vivieron vidas virtuosas.
- **Asfódelos**: Para las almas comunes.
- **Tártaro**: Un lugar de castigo para los malvados.

Acompañamiento Tanatológico en la Antigua Grecia

El acompañamiento tanatológico en la antigua Grecia estaba lleno de rituales y ceremonias para honrar a los muertos y asegurar su tránsito seguro al inframundo.

Prothesis (Exposición del Cuerpo)

El proceso comenzaba con la **prothesis**, donde el cuerpo del difunto era lavado, ungido y vestido con ropas especiales. El cuerpo era colocado en un lugar visible en la casa, rodeado de amigos y familiares que realizaban lamentos y cantos fúnebres.

Ekphora (Procesión Funeraria)

La **ekphora** era la procesión funeraria que llevaba el cuerpo a su lugar de descanso final. Esta procesión normalmente ocurría al amanecer y era acompañada de música, cantos y lamentaciones. Los dolientes portaban el cuerpo o utilizaban un carro para transportarlo.

Sepultura y Ofertas

El entierro era una práctica común, aunque también se realizaban cremaciones. Las tumbas eran decoradas y contenían ofrendas como alimentos, armas y joyas para que el difunto las utilizara en el más allá. Se creía que estas ofrendas ayudaban a asegurar el bienestar del alma en su nueva existencia.

Culto a los Antepasados

Después del entierro, los griegos continuaban honrando a sus muertos mediante rituales y sacrificios en su honor. El culto a los antepasados era una parte importante de la vida religiosa griega. Se creía que los espíritus de los ancestros podían influir en la vida de los vivos y, por lo tanto, mantener una buena relación con ellos era crucial.

Ceremonias Conmemorativas

Las ceremonias conmemorativas, conocidas como **perideipnon** (banquete funerario), eran celebradas en aniversarios específicos después de la muerte. Estas ceremonias incluían comidas y ofrendas a los muertos y servían para recordar y honrar su memoria.

Estos rituales y prácticas reflejan cómo los antiguos griegos entendían la vida, la muerte y la importancia de acompañar a los difuntos en su transición al más allá.

- **Edad Media**

En la Edad Media, la vida se entendía como una etapa transitoria y de preparación para la vida eterna, regida por principios cristianos y la devoción a Dios. La muerte, omnipresente debido a enfermedades y guerras, se consideraba un paso crucial hacia el más allá, donde el alma sería juzgada por Dios y enviada al cielo, al infierno o al purgatorio. Las prácticas religiosas, como los sacramentos y los ritos funerarios, eran esenciales para asegurar una buena transición del alma y su descanso eterno.

La Vida

Durante la Edad Media, la vida cotidiana estaba profundamente influenciada por la religión y la Iglesia Católica. La vida se consideraba una prueba y preparación para la eternidad. Las personas creían que debían vivir de acuerdo con los principios cristianos para asegurar un lugar en el cielo. La fe, la devoción y el cumplimiento de los sacramentos eran esenciales para llevar una vida piadosa.

La Muerte

La muerte en la Edad Media era omnipresente debido a las altas tasas de mortalidad, guerras, epidemias y hambrunas. Se veía como una transición inevitable y significativa hacia la vida eterna. La visión cristiana de la muerte estaba centrada en la idea del juicio final, donde Dios evaluaría las almas de los difuntos y las enviaría al cielo, al infierno o al purgatorio según sus acciones en vida.

Acompañamiento Tanatológico en la Edad Media

Ritos Funerarios

Los ritos funerarios eran vitales para asegurar el tránsito seguro del alma al más allá. Incluían:

- **Sacramentos**: Antes de la muerte, los moribundos recibían los sacramentos de la penitencia, la unción de los enfermos (también conocida como extremaunción) y la eucaristía. Estos sacramentos eran considerados esenciales para purificar el alma y prepararla para el encuentro con Dios.
- **Velatorio**: Después del fallecimiento, el cuerpo era velado por familiares y amigos en la casa del difunto. Se recitaban oraciones y salmos para interceder por el alma.
- **Misa de Réquiem**: Una misa especial en la iglesia para orar por el alma del difunto. El sacerdote ofrecía la eucaristía y se pedía a Dios misericordia y perdón para el fallecido.

Sepultura

El entierro era la práctica común y se realizaba generalmente en terrenos consagrados, como cementerios de iglesias y monasterios. Las tumbas eran marcadas con cruces y, a menudo, se inscribían epitafios con oraciones o palabras en memoria del difunto. Enterrar el cuerpo en tierra sagrada era crucial para asegurar la protección del alma y evitar que los espíritus malignos la perturbaran.

Culto a los Santos y Reliquias

Los santos y sus reliquias desempeñaban un papel importante en el acompañamiento tanatológico. Las reliquias eran veneradas y se creía que tenían el poder de interceder por las almas de los difuntos. Las personas acudían a los santos en busca de ayuda y protección tanto para ellos mismos como para sus seres queridos fallecidos.

Purgatorio y Oraciones por los Difuntos

La creencia en el purgatorio se consolidó durante la Edad Media. Se pensaba que las almas de los que no habían sido completamente purificados debían pasar por un proceso de purificación antes de entrar al cielo. Los vivos rezaban por las almas del purgatorio para ayudar a acelerar su tránsito hacia el cielo. Las misas y las indulgencias también se ofrecían en nombre de los difuntos para reducir su tiempo en el purgatorio.

Supersticiones y Tradiciones Populares

A pesar de la influencia de la Iglesia, muchas supersticiones y prácticas populares coexistían. Estas incluían rituales para protegerse de los espíritus malignos, costumbres para asegurar que el alma del difunto no regresara a causar daño, y la creencia en fantasmas y apariciones.

En resumen, la vida y la muerte en la Edad Media estaban profundamente integradas en un marco religioso y espiritual. El acompañamiento tanatológico reflejaba la importancia de la fe y las prácticas religiosas para asegurar el bienestar del alma en el más allá

- ## El Renacimiento

Durante el Renacimiento, la vida se valoraba como una oportunidad para alcanzar la excelencia en el arte, la ciencia y la filosofía, con un énfasis en el potencial humano y el desarrollo personal. La muerte, aunque inevitable, era vista con un enfoque más humanista, recordando a las personas su mortalidad a través del concepto de *memento mori*. Se mantenía la importancia de los ritos funerarios y el culto a los antepasados, mientras que los monumentos funerarios se volvían más artísticos y elaborados, reflejando el legado y la memoria de los difuntos. La transición al más allá seguía siendo un aspecto significativo de la vida, con ceremonias religiosas que aseguraban el bienestar del alma.

La Vida

Durante el Renacimiento, la vida se consideraba un regalo de Dios y una oportunidad para alcanzar la excelencia en diversas áreas como el arte, la ciencia y la filosofía. La humanidad y el potencial individual eran celebrados, y se promovía el desarrollo personal y la búsqueda del conocimiento. La vida terrenal se veía como una etapa para prepararse para la vida eterna.

La Muerte

La muerte seguía siendo una realidad omnipresente, pero el enfoque cambió hacia una visión más humanista. La idea del "memento mori" (recuerda que morirás) era común, recordando a las personas su mortalidad y la importancia de vivir una vida virtuosa. La muerte se veía como una transición natural y parte del ciclo de la vida.

Acompañamiento Tanatológico en el Renacimiento

Ritos Funerarios

Los ritos funerarios en el Renacimiento incluían ceremonias religiosas y la presencia de la comunidad para ofrecer condolencias y apoyo a la familia del difunto. Las misas y oraciones eran fundamentales para asegurar el tránsito seguro del alma al más allá.

Monumentos Funerarios

Los monumentos funerarios se volvieron más elaborados y artísticos, reflejando el estatus y la importancia de la persona fallecida. Estos monumentos a menudo incluían símbolos religiosos, alegorías y emblemas familiares que transmitían mensajes sobre la vida, la muerte y el legado del difunto.

Culto a los Antepasados

El culto a los antepasados continuó siendo importante, con la creencia de que los espíritus de los difuntos podían influir en la vida de los vivos. Las familias realizaban ofrendas y ceremonias en honor a sus ancestros para mantener su memoria viva y asegurar su protección.

Supersticiones y Tradiciones

A pesar de la influencia de la religión, muchas supersticiones y tradiciones populares persistieron. Estas incluían rituales para protegerse de los espíritus malignos y prácticas para asegurar que el alma del difunto no regresara para causar daño.

En resumen, el Renacimiento trajo consigo una visión más humanista de la vida y la muerte, con un enfoque en el desarrollo personal y la excelencia, así como en la importancia de los ritos funerarios y el culto a los antepasados para asegurar el bienestar del alma en el más allá.

- ## **Avances del Siglo XIX**

En el siglo XIX, se lograron significativos avances en medicina, higiene y tecnología, mejorando la esperanza de vida y los tratamientos médicos. Surgieron hospicios que brindaban cuidados paliativos y apoyo emocional a pacientes terminales. Además, se modernizaron las prácticas funerarias, reflejando un enfoque más científico y humanista hacia la muerte.

La Vida

En el siglo XIX, la vida se caracterizaba por importantes avances en la medicina, la ciencia y la tecnología. La Revolución Industrial transformó la vida cotidiana, mejorando las condiciones de trabajo y aumentando la esperanza de vida. Sin embargo, las epidemias y las enfermedades seguían siendo una amenaza constante.

La Muerte

La muerte seguía siendo una realidad omnipresente, pero el enfoque cambió hacia una visión más científica y médica. La medicina avanzó significativamente, con mejoras en la higiene, la cirugía y el tratamiento de enfermedades. A pesar de estos avances, la mortalidad infantil y las enfermedades contagiosas seguían siendo altas.

Acompañamiento Tanatológico en el Siglo XIX

Ritos Funerarios

Los ritos funerarios seguían siendo importantes, pero comenzaron a incorporar elementos más científicos y médicos. Las autopsias y los estudios post-mortem se volvieron más comunes, ayudando a los médicos a comprender mejor las enfermedades y mejorar los tratamientos.

Hospicios y Cuidados Paliativos

El concepto de hospicio comenzó a desarrollarse en el siglo XIX, con el objetivo de proporcionar cuidados paliativos y apoyo emocional a los pacientes terminales y sus familias. Estos centros se enfocaban en brindar confort y dignidad a los moribundos, en lugar de solo tratar de prolongar la vida.

Cambios en las Prácticas Funerarias

Las prácticas funerarias también evolucionaron, con el uso de nuevas tecnologías y métodos para preservar el cuerpo. La creación de cementerios urbanos y la construcción de mausoleos y monumentos funerarios reflejaban un cambio en la forma en que la sociedad veía y manejaba la muerte.

Supersticiones y Tradiciones

A pesar de los avances científicos, muchas supersticiones y tradiciones populares persistieron. Las creencias sobre la vida después de la muerte y la importancia de los rituales para proteger a los vivos de los espíritus malignos seguían siendo comunes.

En resumen, el siglo XIX fue una época de cambio significativo en la forma en que se entendía y manejaba la vida y la muerte. Los avances en la medicina y la tecnología, junto con el desarrollo de hospicios y nuevos métodos funerarios, reflejaban una visión más científica y humanista de la muerte.

- ## Desarrollo en los Siglos XX

Durante el siglo XX, se desarrollaron los cuidados paliativos y los hospicios, proporcionando apoyo emocional y confort a pacientes terminales. Las prácticas funerarias se modernizaron y se adoptó un enfoque integral de la muerte, considerando aspectos emocionales, psicológicos y espirituales para un acompañamiento tanatológico más holístico.

La Vida

El siglo XX fue testigo de enormes avances en medicina, tecnología y ciencia, lo que mejoró significativamente la calidad de vida y la esperanza de vida. La Segunda Guerra Mundial y la Guerra Fría también tuvieron un impacto profundo en la vida cotidiana, con cambios sociales y económicos significativos.

La Muerte

A pesar de los avances médicos, la muerte seguía siendo una realidad omnipresente. La medicina avanzó en el tratamiento de enfermedades terminales y la atención paliativa, pero las guerras, epidemias y desastres naturales continuaron causando pérdidas masivas.

Acompañamiento Tanatológico en el Siglo XX

Cuidados Paliativos y Hospicios

El siglo XX vio el desarrollo de los cuidados paliativos y la creación de hospicios, que se enfocaron en proporcionar confort y apoyo emocional a pacientes terminales y sus familias. Estos centros se convirtieron en una parte esencial del acompañamiento tanatológico, ayudando a los pacientes a enfrentar la muerte con dignidad.

Cambios en las Prácticas Funerarias

Las prácticas funerarias evolucionaron con el tiempo, incorporando nuevas tecnologías y métodos para preservar el cuerpo y honrar la memoria del difunto. Los cementerios urbanos y los servicios funerarios se modernizaron, reflejando cambios en la percepción social de la muerte.

Enfoque Integral del Acompañamiento

La tanatología comenzó a considerar la muerte como un proceso integral que involucra aspectos emocionales, psicológicos y espirituales. El acompañamiento tanatológico se centró en apoyar a los pacientes y sus familias a través de la transición de la vida a la muerte, ayudándoles a encontrar significado y paz en este proceso.

En resumen, el siglo XX fue una época de transformación en la forma en que se entendía y manejaba la vida y la muerte, con un enfoque más humanista y científico en el acompañamiento tanatológico.

- ## Desarrollo en el siglo XXI

En el siglo XXI, los cuidados paliativos y hospicios se han centrado en proporcionar confort y apoyo integral a los pacientes terminales. Las innovaciones tecnológicas han mejorado la atención médica y el acompañamiento tanatológico. La muerte asistida y la eutanasia han generado debates éticos y legales significativos.

La Vida

En el siglo XXI, la vida se caracteriza por avances tecnológicos y científicos sin precedentes, mejorando la calidad de vida y la esperanza de vida. La globalización y la interconexión digital han transformado la forma en que vivimos, trabajamos y nos comunicamos. Sin embargo, también enfrentamos desafíos como el cambio climático, las pandemias y las crisis económicas.

La Muerte

La muerte sigue siendo una realidad inevitable, pero el enfoque hacia ella ha evolucionado. La medicina avanzada y los cuidados paliativos han mejorado la calidad de vida de los pacientes terminales. La eutanasia y la muerte asistida se han convertido en temas de debate ético y legal en muchas partes del mundo.

Acompañamiento Tanatológico en el Siglo XXI

Cuidados Paliativos y Hospicios

Los cuidados paliativos y los hospicios continúan desempeñando un papel crucial en el acompañamiento de pacientes terminales y sus familias. Estos centros se enfocan en proporcionar confort, dignidad y apoyo emocional durante el proceso de morir.

Enfoque Integral del Acompañamiento

El acompañamiento tanatológico ha adoptado un enfoque más integral, considerando aspectos emocionales, psicológicos y espirituales. Se busca ayudar a los pacientes y sus familias a encontrar significado y paz en el proceso de la muerte, respetando sus deseos y necesidades individuales.

Innovaciones Tecnológicas

Las innovaciones tecnológicas han transformado la forma en que se maneja la muerte. Desde la telemedicina hasta la inteligencia artificial, estas herramientas están ayudando a mejorar la atención y el acompañamiento en los momentos finales de la vida.

En resumen, el siglo XXI ha traído consigo una visión más humanista y científica de la vida y la muerte, con un enfoque en el bienestar integral y el respeto por los deseos individuales.

Capítulo 2: Procesos Biológicos de la Vida y la Muerte

Capítulo 2: Procesos Biológicos de la Vida y la Muerte

La vida y la muerte son partes integrales del ciclo biológico de los organismos. Desde una perspectiva biológica, la vida comienza con la fertilización, un proceso en el cual el espermatozoide y el óvulo se unen para formar un cigoto. A partir de ahí, el organismo experimenta crecimiento, desarrollo y diferenciación a lo largo de su vida, pasando por varias etapas como la infancia, adolescencia, adultez y vejez.

La muerte, desde el punto de vista biológico, es el cese de todas las funciones vitales de un organismo. Este proceso incluye varias fases:

1. **Pérdida de la función celular**: Las células dejan de realizar sus funciones vitales, como la respiración celular y la producción de energía.
2. **Autólisis**: Es la descomposición de las células por sus propias enzimas, que ocurre una vez que el organismo ya no puede mantener su integridad celular.
3. **Descomposición**: Los tejidos y órganos se descomponen por acción de bacterias y otros microorganismos.

Cuidados Paliativos

Los cuidados paliativos son una parte fundamental de la atención médica dirigida a las personas con enfermedades graves, crónicas y terminales. Su objetivo principal es mejorar la calidad de vida de los pacientes y sus familias, aliviando el sufrimiento y manejando el dolor y otros síntomas. Los cuidados paliativos incluyen:

1. **Manejo del Dolor y los Síntomas**:

El manejo del dolor y los síntomas es una parte esencial del acompañamiento tanatológico. Aquí te explico algunos aspectos clave:

Manejo del Dolor

I. **Evaluación del Dolor**: Evaluar y medir el dolor del paciente de manera regular es fundamental. Esto incluye preguntar sobre la intensidad, ubicación y naturaleza del dolor. Se pueden usar escalas de dolor para ayudar en la evaluación.
II. **Medicamentos para el Dolor**: Los analgésicos son la base del manejo del dolor en pacientes terminales. Estos pueden incluir:
   a. **Analgésicos no opioides**: Como el paracetamol y los antiinflamatorios no esteroideos (AINEs).
   b. **Opioides débiles**: Como el tramadol o la codeína.
   c. **Opioides fuertes**: Como la morfina, la oxicodona y el fentanilo. La elección del medicamento depende de la intensidad del dolor y de la respuesta del paciente al tratamiento.
III. **Adyuvantes del Dolor**: En algunos casos, se pueden usar otros medicamentos para tratar tipos específicos de dolor, como los antidepresivos y los anticonvulsivos para el dolor neuropático.

IV. **Terapias No Farmacológicas**: Además de los medicamentos, existen varias terapias no farmacológicas que pueden ayudar a aliviar el dolor, como la fisioterapia, la acupuntura, la terapia de masaje y técnicas de relajación.

V. **Manejo de Otros Síntomas**

VI. **Dificultad para Respirar (Disnea)**: La dificultad para respirar es un síntoma común en pacientes terminales. Se pueden usar medicamentos prescritos por médicos titulados, oxígeno suplementario y técnicas de posicionamiento para aliviar la disnea.
VII. **Náuseas y Vómitos**: Se pueden usar medicamentos prescritos por médicos titulados, son recomendados y efectivos para controlar las náuseas y los vómitos.
VIII. **Ansiedad y Depresión**: Los pacientes terminales a menudo experimentan ansiedad y depresión. Los medicamentos ansiolíticos y antidepresivos, así como la terapia psicológica, pueden ser de gran ayuda.
IX. **Fatiga**: La fatiga es otro síntoma común. Se pueden implementar estrategias como la programación de actividades en los momentos del día en que el paciente tenga más energía, y el uso de estimulantes bajo supervisión médica en algunos casos.
X. **Constipación Estomacal**: Es un efecto secundario frecuente del uso de opioides. El manejo incluye laxantes y ablandadores de heces.

Enfoque Integral y Personalizado

El manejo del dolor y los síntomas debe ser integral y personalizado, adaptándose a las necesidades y deseos específicos de cada paciente. Es fundamental la comunicación continua entre el paciente, su familia y el equipo de atención médica para ajustar el tratamiento de manera efectiva.

El objetivo es mejorar la calidad de vida del paciente, asegurando que estén lo más cómodos posible durante sus últimos días, y proporcionando un apoyo emocional y psicológico adecuado tanto al paciente como a sus seres queridos.

2. **Uso de medicamentos y técnicas para controlar el dolor, la náusea, la dificultad para respirar y otros síntomas.**

Control del Dolor

El manejo del dolor en el acompañamiento tanatológico se centra en evaluar y aliviar el sufrimiento físico del paciente. Esto se logra a través de métodos que buscan mantener al paciente cómodo, utilizando enfoques personalizados basados en la intensidad y naturaleza del dolor. La clave está en ajustar las intervenciones a lo largo del tiempo para asegurar un alivio efectivo.

Manejo de la Náusea y los Vómitos

Para controlar la náusea y los vómitos, se utilizan estrategias que ayudan a mantener el confort gastrointestinal del paciente. Estos métodos pueden incluir ajustes en la dieta, cambios en el entorno y técnicas de relajación que alivian estos síntomas desagradables.

Alivio de la Dificultad para Respirar (Disnea)

La disnea, o dificultad para respirar, se maneja mejorando la ventilación y la oxigenación del paciente. Esto puede incluir técnicas de posicionamiento y medidas para optimizar la respiración. El objetivo es reducir la sensación de falta de aire y mejorar la calidad de vida.

Control de Otros Síntomas

a. **Ansiedad y Depresión**: Las intervenciones para manejar la ansiedad y la depresión se centran en proporcionar apoyo emocional y psicológico, utilizando técnicas de relajación, terapias cognitivas y apoyo espiritual según las necesidades del paciente.
b. **Fatiga**: La fatiga se gestiona adaptando las actividades diarias y proporcionando momentos de descanso adecuados. Se busca equilibrar la actividad con el descanso para mantener al paciente lo más activo y confortable posible.
c. **Constipación**: Se aplican estrategias dietéticas y de estilo de vida para aliviar la constipación, asegurando que el paciente mantenga una función intestinal adecuada sin molestias.

Enfoques No Farmacológicos

i. **Terapias Complementarias**: Métodos como la acupuntura, masajes y otras terapias complementarias pueden ser útiles para aliviar el dolor y mejorar el bienestar general del paciente.
ii. **Técnicas de Relajación**: La meditación, la respiración profunda y otras técnicas de relajación ayudan a reducir el estrés y la ansiedad, contribuyendo a un estado de mayor calma y paz.
iii. **Fisioterapia y Ejercicio Suave**: Mantener la movilidad a través de ejercicios suaves y fisioterapia puede ayudar a mejorar la circulación, la fuerza muscular y el bienestar general del paciente.

En resumen, el enfoque en el manejo de síntomas durante el acompañamiento tanatológico es integral y personalizado, buscando siempre mejorar la calidad de vida del paciente y proporcionar un alivio efectivo de los síntomas.

3. **Apoyo Emocional y Psicológico**: Brindar apoyo emocional a los pacientes y sus familias, ayudándolos a enfrentar el estrés, la ansiedad y el duelo.

El apoyo emocional y psicológico en el acompañamiento tanatológico es esencial para ayudar tanto a los pacientes como a sus familias a enfrentar el estrés, la ansiedad y el duelo asociados con el final de la vida. Aquí te detallo algunas estrategias y enfoques importantes:

Estrategias de Apoyo Emocional y Psicológico

Para los Pacientes

a. **Escucha Activa**: Proveer un espacio seguro y sin juicio para que los pacientes puedan expresar sus miedos, preocupaciones y sentimientos. La escucha activa ayuda a validar sus emociones y a sentir que no están solos en su experiencia.
b. **Apoyo Psicológico Profesional**: Los psicólogos y consejeros especializados en cuidados paliativos pueden ofrecer terapia y técnicas de manejo del estrés, ayudando a los pacientes a enfrentar la ansiedad y la depresión.
c. **Terapias de Relajación**: Técnicas como la meditación, la respiración profunda y la visualización guiada pueden ser efectivas para reducir el estrés y promover un estado de calma y bienestar.
d. **Comunicación Abierta**: Fomentar la comunicación abierta y honesta sobre los deseos y preocupaciones del paciente. Esto incluye hablar sobre sus miedos relacionados con la muerte, sus deseos en cuanto a los cuidados y cualquier asunto no resuelto.
e. **Apoyo Espiritual**: Para aquellos que tienen creencias religiosas o espirituales, el apoyo espiritual puede ofrecer consuelo y una sensación de paz. Esto puede incluir la visita de capellanes, guías espirituales o el acceso a rituales significativos.

Para las Familias

i. **Educación y Asesoramiento**: Informar a las familias sobre el proceso de la enfermedad y lo que pueden esperar. Esto ayuda a reducir la incertidumbre y el miedo. El asesoramiento también puede enseñar técnicas de manejo del estrés y el duelo.
ii. **Grupos de Apoyo**: Participar en grupos de apoyo con otras familias que están pasando por experiencias similares puede proporcionar un sentido de comunidad y compartir estrategias de afrontamiento.
iii. **Cuidado del Cuidador**: Es importante apoyar también a los cuidadores, quienes pueden experimentar agotamiento físico y emocional. Proveer momentos de descanso y alivio para que puedan cuidar de sí mismos es crucial.
iv. **Rituales y Ceremonias**: Participar en rituales o ceremonias significativas puede ofrecer consuelo y ayudar en el proceso de duelo. Esto puede incluir servicios religiosos, ceremonias de despedida y otros actos simbólicos.
v. **Apoyo Continuado Después de la Pérdida**: El apoyo no debe cesar con la muerte del paciente. Ofrecer seguimiento y apoyo continuo a las familias en su proceso de duelo es fundamental para ayudarles a sanar y encontrar un nuevo equilibrio en sus vidas.

Importancia del Apoyo Integral

El enfoque integral en el apoyo emocional y psicológico ayuda a mejorar significativamente la calidad de vida del paciente y a aliviar la carga emocional de las familias. La empatía, la compasión y la presencia constante son elementos clave que los profesionales de la salud pueden ofrecer para hacer este proceso lo más llevadero posible.

4. **Atención Espiritual**: Responder a las necesidades espirituales y existenciales de los pacientes, respetando sus creencias y valores.

La atención espiritual en el acompañamiento tanatológico es vital para proporcionar consuelo y apoyo a los pacientes en el final de la vida. Este tipo de atención busca satisfacer las necesidades espirituales y existenciales de los pacientes, respetando sus creencias, valores y prácticas. Aquí te detallo algunos aspectos importantes:

Responder a las Necesidades Espirituales

1. **Identificación de Necesidades Espirituales**: Es fundamental realizar una evaluación de las necesidades espirituales del paciente. Esto puede incluir conversaciones sobre sus creencias, esperanzas, miedos y cualquier necesidad de reconciliación espiritual o emocional.
2. **Apoyo Espiritual**: Proporcionar acceso a consejeros espirituales, capellanes, líderes religiosos o guías espirituales según las preferencias del paciente. Esto puede incluir visitas, oraciones, rituales y otros actos religiosos que el paciente encuentre significativos.
3. **Rituales y Ceremonias**: Facilitar la realización de rituales y ceremonias religiosas o espirituales que puedan proporcionar consuelo y un sentido de paz. Esto puede incluir servicios religiosos, bendiciones, o ritos de paso que sean importantes para el paciente.

Respeto por las Creencias y Valores

I. **Culturalmente Sensible**: Es crucial respetar y honrar las creencias y prácticas culturales del paciente. Esto incluye comprender y acomodar diversas tradiciones religiosas y espirituales.
II. **Comunicación Abierta y Respetuosa**: Fomentar una comunicación abierta y respetuosa sobre los deseos y necesidades espirituales del paciente. Esto incluye preguntar y escuchar activamente sin juicio.
III. **Individualidad**: Reconocer que cada paciente es único y que sus necesidades espirituales pueden variar ampliamente. Adaptar la atención a las preferencias individuales es esencial para proporcionar un apoyo significativo.

Atención Existencial

1. **Sentido de la Vida y la Muerte**: Ayudar a los pacientes a encontrar sentido y propósito en sus experiencias de vida y en su proceso de morir. Esto puede involucrar discusiones sobre el legado, las memorias y las contribuciones significativas.
2. **Reconciliación y Perdón**: Facilitar oportunidades para la reconciliación y el perdón, tanto con ellos mismos como con otros. Este proceso puede ser profundamente sanador y proporcionar un cierre emocional.
3. **Reducción del Miedo y la Ansiedad**: Proporcionar consuelo y apoyo para reducir el miedo y la ansiedad relacionados con la muerte. Esto puede incluir hablar sobre sus creencias en la vida después de la muerte, el proceso de morir y lo que pueden esperar.

Apoyo a la Familia

a) **Involucrar a la Familia**: Involucrar a la familia en la atención espiritual puede ser beneficioso tanto para el paciente como para sus seres queridos. Esto puede fortalecer los lazos familiares y proporcionar un sentido de unidad y apoyo.
b) **Apoyo Continuado**: Ofrecer apoyo espiritual y emocional continuado a la familia después de la muerte del paciente. Esto puede incluir servicios de duelo, grupos de apoyo y seguimiento emocional.

Presencia Compasiva

Finalmente, la presencia compasiva y la empatía son fundamentales en la atención espiritual. Estar presente, escuchar con el corazón y ofrecer un apoyo incondicional puede ser una fuente inmensa de consuelo para los pacientes y sus familias en este tiempo tan delicado.

5. **Asistencia en la Toma de Decisiones**: Ayudar a los pacientes y sus familias a tomar decisiones informadas sobre el tratamiento y los cuidados, asegurándose de que sus deseos y preferencias sean respetados.

La asistencia en la toma de decisiones es un componente esencial del acompañamiento tanatológico, ya que asegura que los pacientes y sus familias estén plenamente informados y que sus deseos y preferencias sean respetados. Aquí te detallo algunos aspectos clave:

Proceso de Toma de Decisiones

1. **Evaluación y Comunicación Clara**: Comenzar con una evaluación exhaustiva de las necesidades y deseos del paciente. Mantener una comunicación clara y abierta es fundamental para entender sus expectativas y preocupaciones.
2. **Información Adecuada y Comprensible**: Proporcionar información completa y comprensible sobre las opciones de tratamiento disponibles, los posibles resultados y los riesgos asociados. Es importante que la información se adapte al nivel de comprensión del paciente y su familia.

3. **Discusión de Opciones**: Facilitar una discusión detallada sobre las diferentes opciones de tratamiento y cuidado. Esto incluye los beneficios y las limitaciones de cada opción, permitiendo que el paciente y su familia tomen decisiones basadas en una comprensión completa de sus implicaciones.

Respeto por los Deseos del Paciente

1. **Involucrar al Paciente**: Asegurarse de que el paciente esté activamente involucrado en el proceso de toma de decisiones, siempre que sea posible. Respetar su autonomía y derecho a decidir sobre su propio cuidado.
2. **Planificación Anticipada**: Ayudar al paciente a realizar una planificación anticipada de cuidados, que puede incluir la redacción de voluntades anticipadas y la designación de un representante de salud.
3. **Registro de Decisiones**: Documentar las decisiones de manera clara y precisa en el expediente del paciente, asegurando que todos los miembros del equipo de atención médica estén informados y alineados con los deseos del paciente.

Apoyo a las Familias

1. **Asesoramiento y Apoyo Emocional**: Ofrecer asesoramiento y apoyo emocional a las familias, ayudándolas a comprender las opciones y a tomar decisiones difíciles en momentos de crisis.
2. **Facilitación de la Comunicación Familiar**: Ayudar a facilitar la comunicación entre el paciente y sus familiares, asegurando que todos los miembros de la familia comprendan las decisiones y sus razones.
3. **Mediación de Conflictos**: En caso de desacuerdos entre los familiares, mediar y facilitar una resolución respetuosa y centrada en el paciente.

Consideraciones Éticas y Culturales

1. **Sensibilidad Cultural**: Ser consciente y respetar las creencias culturales y religiosas del paciente y su familia, lo cual puede influir en sus decisiones de tratamiento y cuidado.
2. **Dilemas Éticos**: Reconocer y abordar los posibles dilemas éticos que puedan surgir durante el proceso de toma de decisiones, asegurando que se respete la dignidad y los derechos del paciente.

Apoyo Continuo

1. **Reevaluación Constante**: Continuamente reevaluar las decisiones y el estado del paciente, adaptando el plan de cuidado según sea necesario para asegurar que los deseos del paciente continúen siendo respetados.
2. **Apoyo en la Transición**: Proporcionar apoyo durante las transiciones de cuidado, como el movimiento hacia el cuidado paliativo o los cuidados de fin de vida, asegurando que el paciente y su familia se sientan acompañados y apoyados en cada etapa.

Herramientas de Ayuda

1. **Voluntades Anticipadas**: Documentos legales que especifican los deseos del paciente respecto a los tratamientos médicos que desean recibir o rechazar.
2. **Testamento Vital**: Otro documento que puede detallar las preferencias del paciente en caso de que no puedan comunicar sus deseos en el futuro.
3. **Directivas Anticipadas**: Incluyen instrucciones específicas para el cuidado y designan a una persona de confianza para tomar decisiones en nombre del paciente si no puede hacerlo.

En resumen, el objetivo es empoderar al paciente y su familia para que tomen decisiones informadas, respetando sus valores y deseos, y proporcionando un entorno de apoyo y compasión durante todo el proceso.

6. **Cuidado de Fin de Vida**: Proveer atención integral en los últimos días y horas de vida, asegurando que el paciente esté cómodo y en paz.

El cuidado de fin de vida es una parte crucial del acompañamiento tanatológico y se enfoca en proporcionar una atención integral y compasiva para asegurar que los pacientes estén cómodos y en paz en sus últimos días y horas de vida. Aquí algunos aspectos importantes:

Control del Dolor y Síntomas

1. **Alivio del Dolor**: Es esencial manejar el dolor de manera efectiva para que el paciente no sufra innecesariamente. Esto implica el uso de tratamientos personalizados para asegurar el máximo confort.
2. **Manejo de Síntomas**: Atención a otros síntomas como la dificultad para respirar, la náusea, la fatiga y la constipación, proporcionando medidas adecuadas para aliviar estas molestias.

Apoyo Emocional y Psicológico

1. **Presencia y Escucha Activa**: Estar presente y disponible para escuchar las preocupaciones y emociones del paciente, brindando un espacio seguro para que expresen sus sentimientos.
2. **Acompañamiento Psicológico**: Proporcionar apoyo psicológico para ayudar al paciente a enfrentar el miedo, la ansiedad y la tristeza que pueden surgir en este período.

Atención Espiritual

1. **Atención a las Necesidades Espirituales**: Responder a las necesidades espirituales del paciente, respetando sus creencias y valores. Esto puede incluir la presencia de líderes religiosos, rituales y prácticas espirituales significativas para el paciente.
2. **Búsqueda de Paz Interior**: Ayudar al paciente a encontrar un sentido de paz y reconciliación, tanto consigo mismo como con otros.

Apoyo a la Familia

1. **Información y Educación**: Mantener informada a la familia sobre el estado del paciente y el proceso del final de la vida, proporcionando la educación necesaria para que entiendan y apoyen mejor al paciente.
2. **Apoyo Emocional y Psicológico**: Brindar apoyo emocional a los familiares, ayudándolos a lidiar con sus propios sentimientos de pérdida y preparándolos para el duelo.

Ambiente Confortable

1. **Crear un Entorno Acogedor**: Asegurarse de que el entorno del paciente sea tranquilo, cómodo y lleno de elementos que les proporcionen paz, como fotografías familiares, música suave y luz ambiental adecuada.
2. **Privacidad y Dignidad**: Respetar la privacidad y la dignidad del paciente en todo momento, permitiéndoles tener un control sobre su entorno y sus cuidados.

Decisiones al Final de la Vida

1. **Planificación Anticipada**: Asegurar que los deseos del paciente respecto a los cuidados al final de la vida estén claramente documentados y respetados, incluyendo decisiones sobre tratamientos médicos y preferencias en cuanto a la resucitación.
2. **Comunicación Continua**: Mantener una comunicación abierta y continua con el paciente y sus familiares sobre cualquier cambio en el estado de salud y las decisiones de cuidado.

Cuidado Holístico e Individualizado

1. **Atención Personalizada**: Adaptar el cuidado a las necesidades y deseos individuales del paciente, asegurando que cada aspecto de su bienestar físico, emocional y espiritual sea atendido.
2. **Intervenciones Multidisciplinarias**: Involucrar a un equipo multidisciplinario que puede incluir médicos, enfermeras, trabajadores sociales, psicólogos y consejeros espirituales para proporcionar un cuidado integral y coordinado.

El objetivo del cuidado de fin de vida es permitir que el paciente experimente sus últimos momentos con el mayor confort y paz posible, rodeado de cariño y apoyo, asegurando que sus últimos días sean lo más significativos y dignos posible.

Los cuidados paliativos pueden iniciarse en cualquier etapa de una enfermedad grave y no se limitan a los pacientes en fase terminal. Son una forma de medicina centrada en la persona, que considera no solo la enfermedad, sino también el bienestar total del individuo.

Capítulo 3: Importancia del Acompañamiento Tanatológico

Capítulo 3: Importancia del Acompañamiento Tanatológico

Apoyo Emocional y Psicológico

El acompañamiento tanatológico desempeña un papel crucial en el apoyo emocional y psicológico tanto para los pacientes terminales como para sus familiares. Aquí te explico algunas de las razones más importantes:

Apoyo Emocional

- **Alivio del Sufrimiento**: El acompañamiento tanatológico ayuda a aliviar el sufrimiento emocional y espiritual de los pacientes, proporcionándoles consuelo y tranquilidad en sus últimos momentos.
- **Aceptación de la Muerte**: Facilita la aceptación de la muerte como un proceso natural, ayudando a los pacientes a encontrar paz y significado en su vida.
- **Reducción de la Ansiedad**: A través de la escucha activa y el apoyo emocional, se reduce la ansiedad y el miedo a lo desconocido que a menudo acompaña al final de la vida.

Apoyo Psicológico

- **Duelo y Pérdida**: Ayuda a los familiares a procesar el duelo y la pérdida, ofreciendo herramientas y recursos para enfrentar el dolor y encontrar formas de continuar con sus vidas.
- **Adaptación al Cambio**: Apoya a los familiares en la adaptación a la nueva realidad sin su ser querido, promoviendo la resiliencia y la fortaleza emocional.
- **Comunicación Efectiva**: Fomenta una comunicación abierta y honesta entre los pacientes, sus familias y los profesionales de la salud, facilitando un entorno de confianza y comprensión mutua.

En resumen, el acompañamiento tanatológico proporciona un apoyo integral que aborda las necesidades emocionales y psicológicas de los pacientes y sus familias, mejorando su calidad de vida y ayudándolos a encontrar paz y significado en el proceso de morir.

Mejora de la Calidad de Vida

El acompañamiento tanatológico también juega un papel crucial en la mejora de la calidad de vida de los pacientes terminales y sus familias. Aquí tienes algunos aspectos clave:

Mejora de la Calidad de Vida

Control del Dolor y los Síntomas

- **Medicina Paliativa**: Utiliza tratamientos y terapias para manejar el dolor y otros síntomas físicos, asegurando que los pacientes estén lo más cómodos posible.

- **Intervenciones Personalizadas**: Los planes de cuidado se adaptan a las necesidades y deseos específicos de cada paciente, proporcionando un enfoque personalizado para el manejo del dolor y el confort.

Bienestar Emocional y Psicológico

- **Apoyo Emocional**: Ofrece apoyo emocional constante para reducir la ansiedad, el miedo y la depresión, ayudando a los pacientes y sus familias a enfrentar la situación con mayor serenidad.
- **Salud Mental**: Los psicólogos y terapeutas especializados trabajan con los pacientes y sus familias para abordar cuestiones emocionales y psicológicas, promoviendo la salud mental durante el proceso de morir.

Espiritualidad y Significado

- **Asistencia Espiritual**: Proporciona apoyo espiritual para ayudar a los pacientes a encontrar paz y significado en sus últimos días, respetando sus creencias y prácticas religiosas.
- **Rituales y Ceremonias**: Facilita la realización de rituales y ceremonias que son significativos para el paciente y su familia, ayudando a celebrar la vida del paciente y a encontrar consuelo en sus creencias espirituales.

Apoyo a la Familia

- **Acompañamiento Continuo**: Los profesionales de cuidados paliativos y tanatológicos ofrecen apoyo continuo a las familias, ayudándolas a manejar el estrés y el duelo antes y después de la muerte del ser querido.
- **Educación y Recursos**: Proporcionan información y recursos a las familias para que puedan entender mejor el proceso de la enfermedad y el cuidado necesario, empoderándolas para tomar decisiones informadas y proporcionar un mejor apoyo al paciente.

En resumen, el acompañamiento tanatológico no solo alivia el sufrimiento físico y emocional, sino que también mejora significativamente la calidad de vida de los pacientes terminales y sus familias, proporcionándoles confort, dignidad y apoyo integral en uno de los momentos más difíciles de sus vidas.

Afrontar el Duelo

El duelo es un proceso emocional y psicológico que experimentan las personas tras la pérdida de un ser querido. El acompañamiento tanatológico proporciona un apoyo crucial para ayudar a las personas a enfrentar y navegar por las etapas del duelo de manera saludable. Aquí tienes algunas formas en las que se aborda este proceso:

Entender el Duelo

- **Etapas del Duelo**: Elizabeth Kübler-Ross identificó cinco etapas del duelo: negación, ira, negociación, depresión y aceptación. Entender estas etapas puede ayudar a las personas a reconocer y validar sus sentimientos.
- **Individualidad del Proceso**: Cada persona experimenta el duelo de manera diferente. Es importante reconocer que no hay un "camino correcto" para vivir el duelo, y que cada individuo necesita su tiempo y espacio para procesar la pérdida.

Apoyo Emocional

- **Escucha Activa**: El acompañamiento tanatológico proporciona un espacio seguro para que las personas puedan hablar sobre sus sentimientos y recuerdos. Escuchar de manera empática y sin juzgar es fundamental.
- **Validación de Sentimientos**: Asegurar a las personas que sus emociones son normales y válidas ayuda a reducir el sentimiento de aislamiento y a promover la aceptación.

Recursos y Terapias

- **Grupos de Apoyo**: Participar en grupos de apoyo puede ser muy beneficioso, ya que permite compartir experiencias y recibir apoyo de otras personas que están pasando por una situación similar.
- **Terapia Individual**: Los terapeutas especializados en duelo pueden ofrecer técnicas y estrategias personalizadas para manejar el dolor y la tristeza.
- **Actividades Terapéuticas**: Actividades como la escritura, el arte o la música pueden ayudar a las personas a expresar y procesar sus emociones de manera creativa.

Rituales y Conmemoraciones

- **Rituales de Despedida**: Realizar rituales o ceremonias en honor al ser querido puede ayudar a dar sentido a la pérdida y proporcionar una sensación de cierre.
- **Memoriales y Aniversarios**: Conmemorar aniversarios y fechas significativas puede ser una forma de mantener viva la memoria del ser querido y encontrar consuelo en los momentos difíciles.

Cuidado Personal

- **Cuidar de Uno Mismo**: Es importante que las personas en duelo se cuiden a sí mismas, tanto física como emocionalmente. Esto incluye mantener una dieta equilibrada, hacer ejercicio y descansar lo suficiente.
- **Buscar Apoyo Profesional**: No dudar en buscar ayuda profesional si el duelo se vuelve abrumador o si los sentimientos de tristeza y desesperación persisten durante mucho tiempo.

En resumen, el acompañamiento tanatológico ofrece un apoyo integral para ayudar a las personas a enfrentar el duelo, proporcionando herramientas y recursos para procesar la pérdida y encontrar maneras de seguir adelante con sus vidas.

Educación y Preparación

Educación

La educación en tanatología es fundamental para preparar a profesionales y voluntarios para brindar un apoyo adecuado durante el proceso de morir y el duelo. Aquí tienes algunos aspectos clave de la educación en tanatología:

- **Formación Académica**: Universidades y centros de estudios ofrecen programas y cursos en tanatología, cuidados paliativos y acompañamiento al duelo. Estos programas incluyen formación teórica y práctica, abordando aspectos médicos, psicológicos y espirituales.
- **Capacitación Continua**: Los profesionales de la salud y el acompañamiento tanatológico deben participar en programas de educación continua para mantenerse actualizados con las últimas investigaciones y prácticas en el campo.
- **Sensibilización y Empatía**: La educación en tanatología también se enfoca en desarrollar habilidades de empatía y comunicación efectiva, esenciales para apoyar emocionalmente a los pacientes y sus familias.

Preparación

La preparación para enfrentar la muerte y el duelo es esencial tanto para los profesionales como para los pacientes y sus familias. Aquí tienes algunas estrategias importantes:

- **Planificación Anticipada**: Ayudar a los pacientes y sus familias a preparar planes anticipados de atención médica y deseos para el final de la vida, asegurando que sus valores y preferencias sean respetados.
- **Charlas y Talleres**: Organizar charlas y talleres para informar a la comunidad sobre la importancia del acompañamiento tanatológico, los cuidados paliativos y las estrategias para manejar el duelo.
- **Recursos y Apoyo**: Proporcionar recursos educativos, como libros, guías y artículos, que ayuden a los individuos a entender mejor el proceso de morir y a prepararse emocionalmente para la pérdida.
- **Prácticas de Autocuidado**: Enseñar a los profesionales y cuidadores técnicas de autocuidado para manejar el estrés y evitar el agotamiento emocional, asegurando que puedan brindar el mejor apoyo posible.

En resumen, la educación y la preparación en tanatología son esenciales para asegurar que los profesionales, los pacientes y sus familias estén equipados con el conocimiento y las habilidades necesarias para enfrentar el proceso de morir y el duelo de manera efectiva y compasiva.

Capítulo 4: Métodos y Enfoques

Capítulo 4: Métodos y Enfoques

Los métodos y enfoques en tanatología se centran en proporcionar cuidados paliativos integrales, apoyo emocional y psicológico, y educación para pacientes terminales y sus familias. Se priorizan la planificación anticipada, la comunicación efectiva y el autocuidado de los cuidadores. Innovaciones tecnológicas y enfoques personalizados mejoran la calidad del acompañamiento.

- **Escucha Activa y Empatía**

Escucha Activa

La escucha activa es una técnica fundamental en el acompañamiento tanatológico que implica prestar atención completa y sin distracciones a la persona que está hablando. Sus componentes clave incluyen:

- **Atención Plena**: Mantener el contacto visual, asintiendo y utilizando gestos que demuestren interés y comprensión.
- **Parafraseo**: Repetir o reformular lo que la persona ha dicho para confirmar la comprensión y mostrar que se está escuchando atentamente.
- **Preguntas Abiertas**: Hacer preguntas que inviten a la persona a expresar sus pensamientos y sentimientos en profundidad.
- **Silencio**: Permitir pausas en la conversación para que la persona tenga tiempo de reflexionar y compartir más.

Empatía

La empatía en el acompañamiento tanatológico implica comprender y compartir los sentimientos de otra persona, mostrándole que su experiencia emocional es reconocida y valorada. Los aspectos esenciales de la empatía incluyen:

- **Validación Emocional**: Reconocer y aceptar los sentimientos de la persona sin juzgar, diciendo cosas como "Entiendo que te sientas así" o "Es completamente normal sentir eso".
- **Presencia Compasiva**: Estar presente emocionalmente para la persona, brindando apoyo y confort a través de palabras y gestos sinceros.
- **Compartir Sentimientos**: Expresar comprensión y compartir experiencias similares (si es apropiado) para crear una conexión emocional y demostrar que no están solos en su experiencia.
- **Sensibilidad Cultural**: Ser consciente y respetuoso de las diferencias culturales y personales que pueden influir en cómo alguien experimenta y expresa el dolor y el duelo.

Importancia

La combinación de escucha activa y empatía es esencial para:

- **Construir Confianza**: Crear un espacio seguro donde las personas se sientan cómodas compartiendo sus pensamientos y emociones más íntimos.

- **Aliviar el Dolor Emocional**: Ayudar a las personas a procesar su dolor y encontrar significado en sus experiencias.
- **Fomentar la Resiliencia**: Apoyar a las personas en el desarrollo de la fortaleza emocional para enfrentar el proceso de morir y el duelo.

En resumen, la escucha activa y la empatía son herramientas poderosas que permiten ofrecer un acompañamiento tanatológico significativo y compasivo, mejorando la calidad de vida y el bienestar emocional de los pacientes y sus familias.

- **Apoyo Emocional**

El apoyo emocional es una parte crucial del acompañamiento tanatológico y se centra en brindar consuelo y aliviar el sufrimiento emocional de los pacientes terminales y sus familias. Aquí hay algunos aspectos clave del apoyo emocional:

Alivio del Sufrimiento

- **Presencia Confortante**: Estar presente física y emocionalmente para los pacientes y sus familias, proporcionando un espacio seguro donde puedan expresar sus sentimientos y preocupaciones sin miedo al juicio.
- **Escucha Activa**: Prestar atención plena a lo que dicen los pacientes y sus seres queridos, demostrando comprensión y empatía.

Validación de Sentimientos

- **Reconocimiento**: Validar y reconocer los sentimientos y emociones de los pacientes y sus familias, asegurándoles que sus experiencias y emociones son normales y válidas.
- **Normalización**: Ayudar a las personas a entender que es normal sentir una amplia gama de emociones durante el proceso de morir y el duelo.

Apoyo Espiritual

- **Asistencia Espiritual**: Proporcionar apoyo espiritual que se alinee con las creencias y prácticas religiosas de los pacientes y sus familias, ayudándoles a encontrar paz y significado en sus experiencias.
- **Rituales y Oraciones**: Facilitar la realización de rituales, oraciones y otras prácticas espirituales que puedan ofrecer consuelo y aliviar el sufrimiento emocional.

Estrategias de Afrontamiento

- **Recursos Terapéuticos**: Utilizar herramientas y recursos terapéuticos, como la terapia artística, la musicoterapia y la escritura terapéutica, para ayudar a los pacientes y sus familias a procesar sus emociones y encontrar formas de expresar su dolor.
- **Resiliencia Emocional**: Enseñar técnicas de afrontamiento y estrategias para desarrollar la resiliencia emocional, permitiendo a las personas enfrentar la situación con mayor fortaleza y esperanza.

Apoyo Continuo

- **Acompañamiento Permanente**: Brindar apoyo continuo a los pacientes y sus familias durante todo el proceso de enfermedad y después de la pérdida, asegurando que no se sientan solos en su dolor.
- **Red de Apoyo**: Fomentar la creación de redes de apoyo entre amigos, familiares y profesionales para proporcionar un sistema de apoyo integral.

En resumen, el apoyo emocional en el acompañamiento tanatológico busca proporcionar consuelo, validar las emociones y ayudar a los pacientes y sus familias a enfrentar el proceso de morir y el duelo con dignidad y esperanza.

- ## Manejo del Dolor y los Síntomas

El manejo del dolor y otros síntomas es una parte esencial del acompañamiento tanatológico y los cuidados paliativos. Aquí se destacan los principales aspectos:

Evaluación del Dolor

- **Valoración Integral**: Evaluar el dolor de manera regular y exhaustiva, considerando la intensidad, localización y características del dolor, así como el impacto en la calidad de vida del paciente.
- **Métodos de Evaluación**: Utilizar herramientas y escalas de evaluación del dolor, como la Escala Visual Analógica (EVA) o la Escala Numérica del Dolor, para medir el dolor de forma objetiva.

Tratamientos Farmacológicos

- **Analgésicos**: Administrar medicamentos para el dolor según las necesidades del paciente, siguiendo la Escalera Analgésica de la OMS, que incluye el uso de analgésicos no opioides, opioides débiles y opioides fuertes.
- **Medicamentos Complementarios**: Utilizar adyuvantes como anticonvulsivantes y antidepresivos para tratar tipos específicos de dolor, como el dolor neuropático.

Tratamientos No Farmacológicos

- **Terapias Físicas**: Aplicar técnicas como la fisioterapia, masajes, ejercicios suaves y terapia de calor/frío para aliviar el dolor y mejorar la movilidad.
- **Terapias Complementarias**: Integrar terapias alternativas como la acupuntura, la quiropráctica y la aromaterapia para ofrecer un enfoque holístico del manejo del dolor.

Manejo de Otros Síntomas

- **Síntomas Respiratorios**: Tratar la disnea y otros problemas respiratorios con medicamentos, oxigenoterapia y técnicas de respiración.
- **Síntomas Digestivos**: Controlar náuseas, vómitos, estreñimiento y otros síntomas gastrointestinales con medicamentos y cambios en la dieta.
- **Fatiga y Debilidad**: Abordar la fatiga y la debilidad con una planificación adecuada del descanso, ejercicios suaves y apoyo nutricional.

Apoyo Psicológico y Emocional

- **Evaluación Emocional**: Reconocer y tratar el impacto emocional del dolor y los síntomas en el paciente, brindando apoyo psicológico y emocional.
- **Terapias Psicológicas**: Utilizar técnicas como la terapia cognitivo-conductual, la terapia de aceptación y compromiso, y la terapia de apoyo para ayudar a los pacientes a manejar el estrés y la ansiedad relacionados con el dolor.

Educación y Comunicación

- **Información y Autocuidado**: Educar a los pacientes y sus familias sobre el manejo del dolor y los síntomas, capacitándolos para participar activamente en su cuidado.
- **Comunicación Abierta**: Fomentar una comunicación abierta y honesta entre los profesionales de la salud, los pacientes y sus familias para asegurar un manejo efectivo y adaptado a las necesidades del paciente.

En resumen, el manejo del dolor y los síntomas en el acompañamiento tanatológico es un proceso integral que combina tratamientos farmacológicos y no farmacológicos, apoyo emocional y psicológico, y educación para mejorar la calidad de vida de los pacientes terminales y sus familias.

- **Apoyo Espiritual**

El apoyo espiritual es una parte esencial del acompañamiento tanatológico, brindando consuelo y paz a los pacientes terminales y sus familias al abordar sus necesidades espirituales y religiosas. Aquí están los aspectos clave:

Asistencia Espiritual

- **Capellanes y Consejeros Espirituales**: Profesionales que proporcionan apoyo espiritual acorde a las creencias y tradiciones religiosas del paciente, ofreciendo oraciones, rituales y servicios religiosos.
- **Presencia Espiritual**: Estar presente de manera empática y compasiva, ofreciendo un sentido de compañía y comprensión espiritual.

Ritual y Significado

- **Rituales Religiosos**: Realización de rituales y ceremonias significativas para el paciente y su familia, como la unción de los enfermos, la comunión, oraciones específicas o cualquier otro acto litúrgico.
- **Rituales Personalizados**: Crear y llevar a cabo rituales personalizados que resuenen con las creencias y deseos del paciente, proporcionando un sentido de cierre y significado.

Exploración y Reafirmación de la Fe

- **Diálogo Espiritual**: Facilitar conversaciones sobre la fe, el propósito de la vida y la muerte, ayudando a los pacientes a reafirmar sus creencias y encontrar paz espiritual.
- **Lecturas Espirituales**: Ofrecer lecturas de textos sagrados, poesía o literatura que sean espiritualmente significativos y reconfortantes.

Conexión con la Comunidad Espiritual

- **Vínculos Comunitarios**: Fomentar y facilitar la conexión del paciente con su comunidad religiosa o espiritual, incluyendo visitas de líderes religiosos, grupos de oración y actividades comunitarias.
- **Apoyo de la Comunidad**: Movilizar el apoyo de la comunidad espiritual para proporcionar consuelo, oración y compañía a los pacientes y sus familias.

Apoyo al Final de la Vida

- **Preparación Espiritual**: Ayudar a los pacientes a prepararse espiritualmente para el final de la vida, abordando temas como el arrepentimiento, la reconciliación y el perdón.
- **Ritos de Paso**: Facilitar ritos de paso que ayudan a los pacientes a transitar de la vida a la muerte con dignidad y paz, asegurando que se sientan espiritualmente preparados y acompañados.

En resumen, el apoyo espiritual en el acompañamiento tanatológico proporciona consuelo, significado y paz a los pacientes terminales y sus familias, ayudándolos a enfrentar el final de la vida con dignidad y serenidad.

- **Planificación Anticipada**

La planificación anticipada es un aspecto esencial del acompañamiento tanatológico, que ayuda a los pacientes a expresar sus deseos y preferencias para el final de la vida, asegurando que estos sean respetados y honrados. Aquí tienes algunos elementos clave:

Testamento Vital y Directivas Anticipadas

- **Testamento Vital**: Documento legal en el que el paciente detalla sus deseos sobre los tratamientos médicos que desea o no recibir en caso de estar incapacitado para tomar decisiones.
- **Directivas Anticipadas**: Instrucciones específicas sobre la atención médica futura, que pueden incluir deseos sobre la resucitación cardiopulmonar (RCP), ventilación mecánica, alimentación por sonda y otros tratamientos.

Poder Notarial para Atención Médica

- **Poder Notarial para Atención Médica**: Designación de una persona de confianza (apoderado) que tomará decisiones médicas en nombre del paciente si este no puede hacerlo por sí mismo. Es importante elegir a alguien que entienda y respete los deseos del paciente.

Conversaciones con Familiares y Proveedores de Salud

- **Comunicación Abierta**: Fomentar conversaciones honestas y abiertas entre el paciente, sus familiares y los proveedores de salud sobre los deseos y expectativas para el final de la vida.
- **Revisión Periódica**: Revisar y actualizar las directivas anticipadas y el testamento vital regularmente para reflejar cualquier cambio en las preferencias del paciente.

Planificación de Cuidados Paliativos

- **Integración de Cuidados Paliativos**: Incluir los cuidados paliativos como parte del plan de atención, asegurando que se enfoquen en el confort, el manejo del dolor y el apoyo emocional y espiritual.
- **Equipo Interdisciplinario**: Trabajar con un equipo de profesionales de la salud, incluyendo médicos, enfermeras, trabajadores sociales y capellanes, para desarrollar un plan de atención integral y personalizado.

Preparativos Prácticos

- **Aspectos Financieros y Legales**: Asegurarse de que todos los documentos financieros y legales estén en orden, incluyendo seguros, cuentas bancarias y propiedades.
- **Arreglos Funerarios**: Discutir y planificar los arreglos funerarios según los deseos del paciente, lo que puede incluir el tipo de servicio, la disposición del cuerpo y cualquier ceremonia específica.

En resumen, la planificación anticipada en el acompañamiento tanatológico permite a los pacientes y sus familias sentirse más preparados y seguros al enfrentar el final de la vida, asegurando que los deseos del paciente sean respetados y que reciban el tipo de atención que desean.

- **Intervenciones Terapéuticas**

Las intervenciones terapéuticas en el acompañamiento tanatológico son cruciales para abordar las necesidades emocionales, psicológicas y físicas de los pacientes terminales y sus familias. Aquí te dejo un resumen de las principales intervenciones que a mi juicio son cruciales implementar sin pretender ocupar posiciones profesionales de competencia en este campo:

Terapia Cognitivo-Conductual (TCC)

- **Objetivo**: Ayudar a los pacientes y sus familias a identificar y cambiar patrones de pensamiento negativos y comportamientos disfuncionales.
- **Técnicas**: Uso de ejercicios de reestructuración cognitiva, técnicas de relajación y exposición gradual a situaciones temidas.

Terapia de Apoyo

- **Objetivo**: Proporcionar un espacio seguro donde los pacientes y sus familias puedan expresar sus emociones y recibir apoyo emocional.
- **Técnicas**: Escucha activa, validación emocional y establecimiento de una relación terapéutica de confianza.

Terapia de Aceptación y Compromiso (ACT)

- **Objetivo**: Ayudar a los pacientes a aceptar sus emociones y pensamientos dolorosos y comprometerse con acciones que estén alineadas con sus valores.
- **Técnicas**: Mindfulness, técnicas de aceptación y estrategias para aumentar la flexibilidad psicológica.

Musicoterapia

- **Objetivo**: Utilizar la música para mejorar el bienestar emocional, reducir el estrés y aliviar el dolor.
- **Técnicas**: Creación de música, escucha de música relajante y participación en actividades musicales grupales.

Arteterapia

- **Objetivo**: Facilitar la expresión de emociones y pensamientos a través del arte.
- **Técnicas**: Pintura, dibujo, escultura y otras formas de expresión artística para ayudar a los pacientes a procesar sus experiencias y emociones.

Terapia Narrativa

- **Objetivo**: Ayudar a los pacientes a construir y reestructurar su propia narrativa de vida, encontrando significado y coherencia en sus experiencias.
- **Técnicas**: Escritura de historias de vida, sesiones de conversación y actividades de reflexión narrativa.

Intervenciones Corporales

- **Objetivo**: Aliviar el dolor y el estrés físico a través de técnicas que involucren el cuerpo.
- **Técnicas**: Masajes terapéuticos, técnicas de respiración y movimientos suaves.

Grupos de Apoyo

- **Objetivo**: Proporcionar un entorno de apoyo mutuo donde los pacientes y sus familias puedan compartir sus experiencias y recibir apoyo emocional.
- **Técnicas**: Reuniones regulares, discusiones dirigidas y actividades grupales.

Importancia de las Intervenciones Terapéuticas

Estas intervenciones terapéuticas son fundamentales para mejorar la calidad de vida de los pacientes terminales y sus familias, proporcionando herramientas para enfrentar el dolor emocional y físico, encontrar significado en sus experiencias y fortalecer la resiliencia durante el proceso de morir y el duelo.

- ## Trabajo Multidisciplinario

El trabajo multidisciplinario es fundamental en el acompañamiento tanatológico, ya que combina las habilidades y conocimientos de diversos profesionales para ofrecer un cuidado integral y centrado en el paciente. Aquí tienes algunos aspectos clave:

Equipo Multidisciplinario

- **Médicos y Enfermeras**: Proporcionan cuidados médicos y de enfermería, manejan el dolor y otros síntomas, y coordinan el plan de tratamiento.
- **Psicólogos**: Ofrecen apoyo emocional y psicológico, ayudan a los pacientes y sus familias a enfrentar el estrés y la ansiedad, y proporcionan terapias específicas.

- **Trabajadores Sociales**: Asisten con los aspectos prácticos y legales, como la planificación anticipada, y proporcionan recursos y apoyo comunitario.
- **Capellanes y Consejeros Espirituales**: Brindan apoyo espiritual y religioso, ayudan a los pacientes a encontrar paz y significado, y facilitan rituales y ceremonias.
- **Fisioterapeutas y Terapeutas Ocupacionales**: Ayudan a mantener la movilidad y la funcionalidad física, mejorando la calidad de vida del paciente.
- **Voluntarios**: Ofrecen apoyo práctico y emocional, acompañan a los pacientes y sus familias, y ayudan en tareas cotidianas.

Coordinación y Comunicación

- **Reuniones de Equipo**: Reuniones regulares del equipo para discutir el estado del paciente, ajustar el plan de cuidado y asegurar una atención coherente y coordinada.
- **Plan de Cuidado Individualizado**: Desarrollo de un plan de cuidado adaptado a las necesidades y deseos específicos del paciente y su familia, basado en evaluaciones integrales y colaborativas.
- **Comunicación Abierta**: Mantener una comunicación clara y abierta entre todos los miembros del equipo y con el paciente y su familia, asegurando que todos estén informados y alineados en el enfoque de cuidado.

Beneficios del Trabajo Multidisciplinario

- **Atención Integral**: Aborda todas las dimensiones del bienestar del paciente—física, emocional, psicológica y espiritual—proporcionando un enfoque holístico.
- **Calidad de Vida**: Mejora la calidad de vida de los pacientes terminales al proporcionar un cuidado más completo y personalizado.
- **Apoyo Continuo**: Proporciona un apoyo constante y coherente a lo largo del proceso de la enfermedad, asegurando que todas las necesidades del paciente y su familia sean atendidas.

En resumen, el trabajo multidisciplinario en el acompañamiento tanatológico permite ofrecer una atención integral y de alta calidad, mejorando el bienestar de los pacientes terminales y brindando un apoyo completo a sus familias durante uno de los momentos más difíciles de sus vidas.

Capítulo 5: El Proceso de Duelo

Capítulo 5: El Proceso de Duelo

El duelo es un proceso personal y único para cada individuo, pero muchas personas experimentan ciertas etapas emocionales y psicológicas. Estas etapas fueron popularizadas por Elisabeth Kübler-Ross y son las siguientes:

Etapas del Duelo

1. Negación

La negación es la primera reacción. En esta etapa, las personas no pueden aceptar la realidad de la pérdida. Se sienten entumecidas, en shock, y pueden pensar que es un error o que la situación es irreal.

2. Ira

La ira surge a medida que la verdad de la pérdida se asimila. Las personas pueden sentir enojo hacia sí mismas, hacia otros, o incluso hacia el ser querido fallecido. Preguntas como "¿Por qué a mí?" son comunes.

3. Negociación

En la etapa de negociación, las personas tratan de revertir la realidad. Pueden hacer promesas a Dios o intentar hacer tratos para cambiar la situación, con pensamientos como "Si solo hubiera hecho esto diferente...".

4. Depresión

La depresión es una etapa de tristeza profunda cuando la realidad de la pérdida realmente se asienta. Las personas pueden sentirse abrumadas por el dolor, el llanto, el aislamiento y una sensación de desesperanza.

5. Aceptación

En la aceptación, las personas comienzan a encontrar una manera de seguir adelante. Reconocen la realidad de la pérdida y encuentran una forma de vivir con ella. No significa que todo el dolor haya desaparecido, pero hay un sentido de paz y resignación.

Importancia de Reconocer las Etapas del Duelo

- **Validación de Emociones**: Entender que estas etapas son normales y parte del proceso de duelo ayuda a validar las emociones y a sentirse menos aislado.
- **Permiso para Sentir**: Permite a las personas darse permiso para sentir y procesar sus emociones, sabiendo que el duelo es un proceso natural.

- **Herramientas de Afrontamiento**: Proporciona un marco para entender y manejar el duelo, permitiendo a las personas encontrar herramientas y recursos para enfrentar la pérdida.

Es importante recordar que no todos pasan por estas etapas de manera lineal y que cada persona puede experimentar el duelo de manera diferente. Algunos pueden saltar entre etapas o experimentar varias a la vez.

- **Reacciones Emocionales y Físicas**

Durante el proceso de duelo, las personas pueden experimentar una variedad de reacciones emocionales y físicas. Es importante entender que estas reacciones son naturales y forman parte del proceso de adaptación a la pérdida. Aquí tienes algunas de las más comunes:

Reacciones Emocionales

- **Tristeza**: La tristeza profunda es una de las emociones más comunes. Las personas pueden llorar frecuentemente y sentirse abrumadas por el dolor de la pérdida.
- **Ira**: Es común sentir enojo hacia uno mismo, hacia otros, o incluso hacia la persona fallecida. Esta ira puede ser una reacción a la sensación de impotencia.
- **Culpa**: Las personas pueden experimentar culpa, ya sea por cosas que hicieron o no hicieron, o por sentir alivio después de la muerte del ser querido.
- **Ansiedad**: La ansiedad sobre el futuro y cómo se enfrentarán a la vida sin su ser querido puede ser una reacción significativa.
- **Confusión**: La pérdida puede causar una sensación de desorientación y dificultad para concentrarse o tomar decisiones.
- **Negación y Shock**: Al principio, muchas personas pueden tener dificultad para aceptar la realidad de la pérdida, sintiendo una especie de entumecimiento o incredulidad.

Reacciones Físicas

- **Fatiga**: El duelo puede ser agotador física y emocionalmente, llevando a una sensación persistente de cansancio.
- **Dolor Corporal**: Muchas personas experimentan dolores y molestias físicas, como dolores de cabeza, problemas digestivos y tensión muscular.
- **Pérdida o Aumento del Apetito**: La pérdida del apetito o, por el contrario, comer en exceso como una forma de afrontamiento son reacciones comunes.
- **Alteraciones del Sueño**: El duelo puede causar insomnio o, en algunos casos, un aumento en la necesidad de dormir.
- **Problemas Inmunológicos**: El estrés del duelo puede debilitar el sistema inmunológico, haciendo a las personas más susceptibles a enfermedades.

Importancia del Apoyo y Cuidado Personal

El apoyo y cuidado personal en el acompañamiento tanatológico es fundamental para asegurar que las personas que enfrentan el final de la vida puedan hacerlo con dignidad, comodidad y tranquilidad. Aquí te explico algunos aspectos clave de su importancia:

Apoyo Emocional y Psicológico

1. **Reducción del Sufrimiento Emocional**: El proceso de enfrentarse a la muerte puede ser extremadamente estresante y aterrador tanto para el paciente como para sus seres queridos. Un apoyo emocional adecuado puede reducir el sufrimiento emocional, ayudando a las personas a aceptar y afrontar la situación con mayor serenidad.
2. **Acompañamiento en el Duelo**: Los profesionales en tanatología pueden ofrecer una guía y acompañamiento tanto antes como después de la pérdida, ayudando a los familiares a procesar sus emociones y a transitar el duelo de manera saludable.

Apoyo Espiritual

1. **Consuelo Espiritual**: Para muchas personas, la espiritualidad juega un papel importante en la aceptación de la muerte. Proveer apoyo espiritual puede ofrecer consuelo y paz interior, permitiendo a las personas encontrar significado y propósito en sus experiencias.
2. **Respetar las Creencias del Paciente**: Es crucial respetar y honrar las creencias y rituales espirituales del paciente, lo cual puede ser reconfortante y significativo durante el final de la vida.

Cuidados Físicos

1. **Manejo del Dolor y los Síntomas**: Asegurar que el paciente esté libre de dolor y otros síntomas angustiantes es esencial para mejorar su calidad de vida en los últimos momentos. Un buen manejo del dolor y de otros síntomas físicos es una parte vital del cuidado paliativo.
2. **Atención Personalizada**: El cuidado personal debe adaptarse a las necesidades específicas de cada paciente, asegurando que se respeten sus deseos y preferencias en cuanto al tratamiento y al cuidado.

Apoyo a la Familia

1. **Asesoramiento y Educación**: Educar a las familias sobre el proceso de la muerte y qué esperar puede reducir el miedo y la ansiedad. Proveer asesoramiento y apoyo emocional a los familiares es crucial para ayudarles a enfrentar la pérdida de su ser querido.
2. **Aliviar la Carga del Cuidado**: El cuidado de un ser querido en sus últimos días puede ser física y emocionalmente agotador. Proveer apoyo práctico y emocional puede aliviar la carga de los cuidadores, permitiéndoles también encontrar momentos para cuidarse a sí mismos.

Importancia de la Comunicación

1. **Comunicación Clara y Empática**: Una comunicación clara, honesta y empática entre los pacientes, sus familias y los profesionales de la salud es crucial. Esto asegura que todas las decisiones se tomen de acuerdo con los deseos del paciente y que todos se sientan escuchados y comprendidos.

En resumen, el apoyo y el cuidado personal en el acompañamiento tanatológico son esenciales para garantizar que el final de la vida sea un proceso lo más humano y digno posible. Esto no solo ayuda al paciente a enfrentar la muerte con mayor paz y confort, sino que también proporciona a las familias el apoyo necesario para sobrellevar este difícil momento.

Capítulo 6: ¿Debo decirle a mi familiar que su fin se acerca?

Capítulo 6: ¿Debo decirle a mi familiar que su fin se acerca?

Esta es una pregunta muy delicada y depende mucho de la situación específica y de la personalidad de tu familiar. Aquí hay algunas consideraciones importantes:

Comunicación Honesta y Compasiva

1. **Evaluar la Situación**: Considera la personalidad y el estado emocional de tu familiar. Algunas personas prefieren saber la verdad para poder prepararse y tomar decisiones informadas, mientras que otras pueden encontrar esta información demasiado abrumadora.
2. **Consultar con Profesionales**: Habla con los profesionales de la salud que están a cargo del cuidado de tu familiar. Ellos pueden ofrecerte orientación sobre cómo abordar el tema de manera adecuada y compasiva.
3. **Preparación Emocional**: Prepárate emocionalmente para la conversación. Es importante que estés calmado y sereno para poder ofrecer el apoyo necesario.

Estrategias de Comunicación

1. **Elegir el Momento Adecuado**: Busca un momento tranquilo y privado para tener esta conversación. Asegúrate de que no haya distracciones y de que ambos tengan tiempo suficiente para hablar.
2. **Ser Claro y Directo**: Usa un lenguaje claro y sencillo. Evita eufemismos que puedan causar confusión. Es importante ser honesto, pero también compasivo.
3. **Escuchar y Apoyar**: Dale a tu familiar la oportunidad de expresar sus sentimientos y preocupaciones. Escucha activamente y ofrece tu apoyo incondicional.

Apoyo Continuo

1. **Ofrecer Apoyo Emocional**: Asegúrate de que tu familiar sepa que no está solo. Ofrece tu presencia y apoyo constante durante este tiempo difícil.
2. **Involucrar a Otros**: Si es apropiado, involucra a otros miembros de la familia o amigos cercanos que puedan ofrecer apoyo adicional.
3. **Buscar Apoyo Profesional**: Considera la posibilidad de buscar el apoyo de un consejero o terapeuta especializado en cuidados paliativos y tanatología para ayudar a tu familiar a procesar sus emociones.

Reflexión Personal

Recuerda que cada persona es diferente y lo que funciona para una persona puede no ser adecuado para otra. Lo más importante es actuar con amor, compasión y respeto hacia los deseos y necesidades de tu familiar.

Capítulo 7: Perspectivas Filosóficas

Capítulo 7: Perspectivas Filosóficas

Las perspectivas filosóficas abordan una amplia gama de temas fundamentales sobre la existencia, el conocimiento, la ética y la naturaleza de la realidad.

- **Aceptación de la Impermanencia**

La aceptación de la impermanencia es un principio fundamental en el acompañamiento tanatológico, ya que reconoce que la vida es transitoria y que la muerte es una parte natural del ciclo vital. Aquí te explico cómo este concepto se integra en el acompañamiento tanatológico:

Comprender la Impermanencia

- **Naturaleza de la Vida y la Muerte**: Aceptar que la vida es efímera y que la muerte es una etapa inevitable ayuda a los pacientes y sus familias a encontrar paz y significado en el proceso de morir.
- **Ciclo de la Vida**: Reconocer que todo en la vida es temporal, incluidos nuestros cuerpos y las circunstancias, puede aliviar el miedo y la ansiedad asociados con la muerte.

Espiritualidad y Filosofía

- **Enseñanzas Espirituales**: Muchas tradiciones espirituales y filosóficas, como el budismo y el estoicismo, enseñan sobre la impermanencia y la necesidad de aceptar la transitoriedad de la vida. Estas enseñanzas pueden proporcionar consuelo y un marco para enfrentar la muerte.
- **Mindfulness y Meditación**: Practicar mindfulness y meditación ayuda a los pacientes a enfocarse en el momento presente y a aceptar la impermanencia, promoviendo la paz mental y emocional.

Apoyo Emocional y Psicológico

- **Validación de Sentimientos**: Reconocer y validar los sentimientos de miedo, tristeza y ansiedad que pueden surgir al enfrentar la impermanencia. Esto ayuda a los pacientes a sentirse comprendidos y apoyados.
- **Reestructuración Cognitiva**: Ayudar a los pacientes a reestructurar sus pensamientos y percepciones sobre la muerte y la impermanencia, promoviendo una actitud más positiva y aceptante.

Rituales y Celebraciones

- **Rituales de Despedida**: Facilitar rituales y ceremonias que celebren la vida del paciente y reconozcan la impermanencia, proporcionando un sentido de cierre y significado.
- **Celebración de la Vida**: Enfocarse en los logros, recuerdos y relaciones significativas del paciente, celebrando su vida y legado.

Comunicación Abierta

- **Conversaciones Honestas y Abiertas**: Fomentar conversaciones abiertas y honestas sobre la muerte y la impermanencia entre los pacientes, sus familias y los profesionales de la salud, ayudando a reducir el tabú y el miedo asociados con estos temas.
- **Planificación Anticipada**: Incluir la aceptación de la impermanencia en la planificación anticipada, permitiendo a los pacientes expresar sus deseos y preferencias para el final de la vida.

En resumen, la aceptación de la impermanencia en el acompañamiento tanatológico ayuda a los pacientes y sus familias a encontrar paz y significado en el proceso de morir, al tiempo que promueve una actitud de aceptación y serenidad frente a la transitoriedad de la vida.

- ## La Muerte como Maestra

La muerte, a menudo percibida como un evento temido y evitado, puede ser vista desde otra perspectiva en el contexto del acompañamiento tanatológico, actuando como una maestra valiosa.

Enseñanzas sobre la Vida y la Muerte

- **Valor de la Vida**: La proximidad de la muerte resalta la preciosidad y fragilidad de la vida, enseñándonos a valorar cada momento y a vivir con mayor intención y significado.
- **Aceptación de la Finitud**: La muerte nos recuerda la finitud de nuestra existencia, fomentando la aceptación y el reconocimiento de que todas las cosas tienen un final, lo que puede llevar a una vida más plena y auténtica.

Espiritualidad y Reflexión

- **Profundización Espiritual**: La confrontación con la muerte a menudo lleva a una exploración más profunda de las creencias espirituales y religiosas, buscando respuestas y consuelo en la espiritualidad.
- **Reflexión Personal**: La muerte incita a la introspección y a la reflexión sobre nuestras vidas, nuestras acciones y nuestras relaciones, promoviendo un crecimiento personal y una mayor comprensión de nosotros mismos.

Lecciones de Compasión y Empatía

- **Empatía**: Acompañar a alguien en su proceso de morir desarrolla una profunda empatía, ya que entendemos más profundamente el sufrimiento y las necesidades de los demás.
- **Compasión**: La cercanía a la muerte nos enseña a ser más compasivos y a valorar el acto de cuidar a otros, mostrando amor y apoyo incondicional.

Importancia de la Presencia y el Momento

- **Aquí y Ahora**: La muerte enseña la importancia de vivir en el presente, apreciando cada momento y las relaciones que cultivamos.
- **Presencia Consciente**: Nos anima a estar presentes de manera consciente con aquellos que amamos, sabiendo que el tiempo es limitado y precioso.

Redefinición de Prioridades

- **Esencias y Prioridades**: La inminencia de la muerte puede llevarnos a reevaluar nuestras prioridades, centrando nuestra energía en lo que realmente importa y dejando de lado preocupaciones triviales.
- **Legado y Significado**: Nos hace pensar en el legado que queremos dejar y en cómo nuestras acciones pueden impactar positivamente en el mundo y en las personas que dejamos atrás.

En resumen, la muerte, cuando es vista como una maestra, puede ofrecernos profundas lecciones sobre la vida, la espiritualidad, la empatía y la importancia del presente. En el acompañamiento tanatológico, estos aprendizajes son fundamentales para apoyar a los pacientes terminales y sus familias, ayudándoles a encontrar paz, significado y aceptación en el proceso de morir.

- ## La Conexión Humana

La conexión humana es fundamental en el acompañamiento tanatológico, ya que proporciona apoyo emocional y consuelo a los pacientes terminales y sus familias durante uno de los momentos más difíciles de sus vidas.

Presencia y Empatía

- **Presencia Consciente**: Estar presente de manera consciente y plena con el paciente, ofreciendo un sentido de acompañamiento y apoyo constante.
- **Empatía**: Mostrar una comprensión profunda y sincera de los sentimientos y experiencias del paciente, validando sus emociones sin juzgar.

Comunicación Abierta

- **Escucha Activa**: Practicar la escucha activa, prestando atención plena a las palabras y sentimientos del paciente, y respondiendo con empatía y comprensión.
- **Diálogo Honesto**: Fomentar un diálogo honesto y abierto sobre el proceso de morir, los miedos y las esperanzas del paciente, creando un espacio seguro para compartir.

Apoyo Emocional

- **Validación de Emociones**: Reconocer y validar las emociones del paciente, asegurándoles que sus sentimientos son normales y comprensibles.
- **Consuelo y Alivio**: Ofrecer consuelo y alivio a través de palabras amables, gestos de cariño y actos de cuidado.

Relación de Confianza

- **Construcción de Relación**: Establecer una relación de confianza y respeto mutuo, donde el paciente se sienta seguro y apoyado.
- **Confidencialidad y Respeto**: Mantener la confidencialidad y mostrar respeto por los deseos y decisiones del paciente.

Apoyo Familiar

- **Involucrar a la Familia**: Involucrar a los familiares en el proceso de acompañamiento, asegurando que también reciban el apoyo emocional y la información que necesitan.
- **Unión y Conexión**: Fomentar la unión y la conexión entre los pacientes y sus seres queridos, facilitando momentos de amor y recuerdo.

Rituales y Ceremonias

- **Rituales Significativos**: Facilitar rituales y ceremonias que tengan significado para el paciente y su familia, proporcionando un sentido de cierre y celebración de la vida.
- **Conmemoraciones**: Ayudar a planificar y llevar a cabo conmemoraciones y memoriales que honren la vida del paciente y permitan a la familia encontrar consuelo.

En resumen, la conexión humana en el acompañamiento tanatológico es esencial para proporcionar apoyo integral y compasivo, mejorando la calidad de vida de los pacientes terminales y sus familias, y ayudándoles a enfrentar el proceso de morir con dignidad y serenidad.

- ## El Viaje Interior

El viaje interior es una parte fundamental del proceso de acompañamiento tanatológico, donde tanto el paciente como sus seres queridos emprenden una reflexión profunda sobre la vida, la muerte y el significado de ambas. Aquí algunos aspectos clave de este viaje interior:

Reflexión Personal

- **Exploración de Sentimientos**: Animar a los pacientes a explorar y expresar sus sentimientos más profundos acerca de su vida y la muerte, ayudándoles a encontrar paz y aceptación.
- **Evaluación de Vida**: Facilitar una mirada introspectiva sobre los logros, las relaciones y las experiencias significativas, permitiendo a los pacientes valorar su vida y encontrar significado en sus vivencias.

Espiritualidad y Significado

- **Búsqueda Espiritual**: Apoyar a los pacientes en su búsqueda espiritual, ayudándoles a conectarse con sus creencias y encontrar consuelo en ellas.
- **Propósito y Legado**: Ayudar a los pacientes a identificar su propósito y el legado que desean dejar, promoviendo un sentido de continuidad y trascendencia.

Diálogo Interno

- **Aceptación y Perdón**: Facilitar el proceso de aceptación de la propia mortalidad y el perdón a uno mismo y a los demás, liberando cargas emocionales y promoviendo la paz interior.
- **Reconciliación**: Promover la reconciliación de conflictos internos y externos, buscando la armonía y la resolución de asuntos pendientes.

Crecimiento Personal

- **Resiliencia**: Fomentar la resiliencia emocional y mental, ayudando a los pacientes a enfrentar el proceso de morir con dignidad y fortaleza.
- **Transformación**: Ver el proceso de la muerte como una oportunidad para el crecimiento personal y la transformación, tanto para el paciente como para sus seres queridos.

Herramientas y Prácticas

- **Meditación y Mindfulness**: Utilizar prácticas de meditación y mindfulness para ayudar a los pacientes a centrarse en el presente y encontrar serenidad.
- **Terapias Creativas**: Incorporar terapias creativas como la escritura, el arte y la música para facilitar la expresión y el procesamiento de emociones.

Apoyo Comunitario

- **Grupos de Apoyo**: Participar en grupos de apoyo donde se puedan compartir experiencias y encontrar consuelo en la comunidad.
- **Acompañamiento Profesional**: Contar con la guía y el apoyo de profesionales en tanatología y cuidados paliativos que puedan ayudar a navegar el viaje interior de manera segura y compasiva.

En resumen, el viaje interior en el acompañamiento tanatológico es un proceso profundo y significativo que permite a los pacientes y sus familias encontrar paz, aceptación y crecimiento personal durante el difícil proceso de la muerte.

- **La Esperanza en la Trascendencia**

La esperanza en la trascendencia juega un papel crucial en el acompañamiento tanatológico, ya que proporciona un sentido de paz, propósito y conexión a algo más grande que la vida terrenal. Aquí algunos aspectos clave de este enfoque:

Creencias Espirituales y Religiosas

- **Consuelo Espiritual**: Las creencias en una vida después de la muerte, la reencarnación o la unión con un ser superior pueden ofrecer consuelo a los pacientes terminales, ayudándolos a enfrentar la muerte con menos miedo y más serenidad.
- **Rituales y Prácticas**: Participar en rituales y prácticas religiosas que refuercen la esperanza en la trascendencia puede proporcionar un sentido de continuidad y conexión con lo sagrado.

Sentido y Propósito

- **Propósito de Vida**: Reflexionar sobre el propósito de la vida y cómo las acciones y legados pueden tener un impacto duradero más allá de la muerte. Esto puede dar a los pacientes un sentido de misión cumplida y satisfacción.
- **Legado Duradero**: Fomentar la idea de que el legado de una persona, en forma de recuerdos, enseñanzas y amor, continúa influyendo en los demás incluso después de su muerte.

Apoyo Emocional y Psicológico

- **Esperanza Positiva**: Mantener una esperanza positiva, no necesariamente en la curación, sino en encontrar paz, aceptación y un sentido de trascendencia, puede aliviar el sufrimiento emocional y psicológico.
- **Empatía y Compasión**: Acompañar al paciente con empatía y compasión, validando sus creencias y esperanzas, y proporcionándole un espacio seguro para expresar sus miedos y deseos.

Conexión con lo Sagrado

- **Prácticas Espirituales**: Facilitar prácticas espirituales como la meditación, la oración o la contemplación, que ayuden al paciente a conectarse con lo sagrado y encontrar consuelo en su fe.
- **Lecturas Inspiradoras**: Ofrecer lecturas de textos sagrados, poesías o escritos inspiradores que refuercen la esperanza en la trascendencia y proporcionen consuelo espiritual.

Comunidad y Apoyo

- **Red de Apoyo Espiritual**: Involucrar a la comunidad espiritual del paciente, incluyendo líderes religiosos y miembros de la congregación, para proporcionar apoyo emocional y espiritual continuo.
- **Grupos de Apoyo Espiritual**: Participar en grupos de apoyo que compartan creencias similares puede ofrecer un sentido de comunidad y conexión, ayudando a los pacientes a no sentirse solos en su viaje.

En resumen, la esperanza en la trascendencia en el acompañamiento tanatológico puede proporcionar consuelo, paz y un sentido de propósito a los pacientes terminales, ayudándoles a enfrentar la muerte con dignidad y serenidad, y permitiéndoles encontrar significado en su experiencia final.

Capítulo 7: Viaje de Sanación y Esperanza

Capítulo 7: Viaje de Sanación y Esperanza

El acompañamiento tanatológico facilita un viaje de sanación y esperanza para los pacientes terminales y sus familias. Este proceso incluye la aceptación de la impermanencia, el apoyo emocional y espiritual, y la conexión humana profunda. Se promueve la reflexión personal, el perdón y la reconciliación, y se encuentra consuelo en la trascendencia y el legado perdurable. A través del cuidado integral y compasivo, se busca ofrecer paz, dignidad y significado en los momentos finales de la vida.

- ### Convertir el Acompañamiento en un Viaje de Sanación y Esperanza

Transformar el acompañamiento tanatológico en un viaje de sanación y esperanza implica crear un entorno en el que los pacientes terminales y sus familias puedan encontrar paz, consuelo y significado durante los momentos finales de la vida. Aquí tienes algunas estrategias clave:

Creación de un Entorno de Apoyo

- **Espacio Seguro**: Proporcionar un ambiente donde los pacientes se sientan seguros para expresar sus miedos, preocupaciones y emociones sin ser juzgados.
- **Empatía y Compasión**: Mostrar empatía y compasión, validando las emociones del paciente y ofreciendo consuelo sincero.

Fomento de la Reflexión Personal

- **Evaluación de Vida**: Animar a los pacientes a reflexionar sobre sus vidas, celebrando logros y recuerdos significativos.
- **Aceptación y Perdón**: Facilitar la aceptación de la propia mortalidad y el perdón a uno mismo y a los demás, promoviendo la paz interior.

Apoyo Espiritual y Significado

- **Prácticas Espirituales**: Incluir prácticas espirituales que resuenen con las creencias del paciente, como la oración, la meditación o la lectura de textos sagrados.
- **Rituales Significativos**: Facilitar rituales y ceremonias que proporcionen un sentido de cierre y celebración de la vida.

- **Crear un Espacio Sagrado**

Crear un espacio sagrado en el acompañamiento tanatológico es fundamental para proporcionar un ambiente de paz, respeto y dignidad durante el proceso de morir. Algunas estrategias y consideraciones para lograrlo:

Ambiente Físico

- **Entorno Tranquilo**: Proporcionar un espacio tranquilo, alejado de ruidos y distracciones, donde los pacientes y sus familias puedan encontrar serenidad.
- **Elementos Reconfortantes**: Incluir elementos que brinden confort, como iluminación suave, música relajante, y objetos personales significativos que promuevan un sentido de familiaridad y paz.

Rituales y Ceremonias

- **Rituales Espirituales**: Facilitar la realización de rituales y ceremonias que tengan significado espiritual para el paciente y su familia, como oraciones, bendiciones y rituales de despedida.
- **Personalización**: Adaptar los rituales a las creencias y deseos específicos del paciente, asegurando que reflejen sus valores y preferencias personales.

Conexión y Presencia

- **Escucha Activa**: Practicar la escucha activa y la presencia plena, mostrando empatía y comprensión hacia las necesidades emocionales y espirituales del paciente.
- **Acompañamiento Constante**: Asegurar una presencia constante y reconfortante, brindando apoyo emocional y espiritual durante todo el proceso.

Espacio de Reflexión

- **Meditar y Contemplar**: Facilitar espacios para la meditación y la contemplación, donde los pacientes y sus familias puedan reflexionar sobre la vida, la muerte y el legado.
- **Arte y Creatividad**: Incorporar actividades artísticas y creativas, como la pintura, la escritura y la música, que permitan la expresión de emociones y la conexión con el significado profundo.

Apoyo Comunitario

- **Red de Apoyo**: Involucrar a la comunidad espiritual del paciente, como líderes religiosos, amigos y miembros de la congregación, para proporcionar un apoyo integral y continuo.
- **Grupos de Oración y Meditación**: Organizar grupos de oración y meditación que ofrezcan un sentido de comunidad y conexión espiritual.

Espiritualidad y Significado

- **Lecturas Inspiradoras**: Ofrecer lecturas de textos sagrados, poesía y literatura inspiradora que resuenen con las creencias del paciente y proporcionen consuelo espiritual.
- **Exploración de Creencias**: Facilitar conversaciones sobre las creencias espirituales del paciente, ayudándole a encontrar significado y consuelo en sus últimas etapas de vida.

En resumen, crear un espacio sagrado para el acompañamiento tanatológico implica proporcionar un entorno de paz y respeto, facilitando rituales y ceremonias significativos, y ofreciendo un apoyo emocional y espiritual integral que permita a los pacientes y sus familias encontrar consuelo, dignidad y significado en el proceso de morir.

- **Fomentar la Reflexión**

La reflexión es una parte crucial del acompañamiento tanatológico, ayudando a los pacientes terminales y sus familias a encontrar paz, significado y comprensión durante el proceso de morir. Aquí tienes algunas formas efectivas de fomentar la reflexión:

Creación de Espacios de Reflexión

- **Ambientes Tranquilos**: Proporcionar entornos tranquilos y serenos donde los pacientes puedan pensar y reflexionar sin interrupciones.
- **Tiempos Designados**: Establecer momentos específicos para la reflexión, como a través de la meditación guiada o la contemplación silenciosa.

Uso de Preguntas Reflexivas

- **Preguntas Abiertas**: Plantear preguntas abiertas que inviten a los pacientes a explorar sus pensamientos y sentimientos profundos, como "¿Qué es lo que más valoras de tu vida?" o "¿Qué legado te gustaría dejar?"
- **Diálogos Significativos**: Facilitar conversaciones que promuevan una introspección profunda y un entendimiento de las experiencias de vida y la muerte.

Terapias Creativas

- **Escritura Terapéutica**: Animar a los pacientes a escribir sobre sus vidas, sus emociones y sus pensamientos sobre la muerte, proporcionando una vía para la autoexpresión y la reflexión.
- **Arte y Música**: Utilizar el arte y la música como herramientas para la reflexión, permitiendo a los pacientes expresar lo que a veces las palabras no pueden.

Meditación y Mindfulness

- **Prácticas de Mindfulness**: Incluir sesiones de mindfulness que ayuden a los pacientes a centrarse en el presente y a reflexionar sobre su vida de manera calmada y consciente.
- **Meditación Guiada**: Ofrecer meditaciones guiadas que lleven a los pacientes a explorar sus sentimientos y pensamientos más profundos sobre la vida y la muerte.

Apoyo Espiritual

- **Lecturas Espirituales**: Proporcionar lecturas de textos sagrados, poesía y literatura que inviten a la reflexión y ofrezcan consuelo espiritual.
- **Rituales Espirituales**: Facilitar rituales que permitan a los pacientes conectar con sus creencias y encontrar significado en su experiencia de vida y muerte.

Conversaciones sobre Legado

- **Explorar el Legado**: Ayudar a los pacientes a reflexionar sobre el legado que desean dejar, cómo quieren ser recordados y las enseñanzas que desean transmitir a sus seres queridos.
- **Proyectos de Memoria**: Facilitar la creación de proyectos de memoria, como álbumes de fotos, grabaciones de historias de vida o cartas a seres queridos, que perpetúen su legado.

Acompañamiento Personalizado

- **Escucha Activa**: Practicar la escucha activa, mostrando empatía y validación de los sentimientos del paciente, y fomentando una reflexión sincera y significativa.
- **Adaptación a Necesidades**: Adaptar las prácticas de reflexión a las preferencias y necesidades específicas de cada paciente, asegurando que se sientan cómodos y apoyados en su proceso.

- ## Ofrecer Apoyo Espiritual

El apoyo espiritual en el acompañamiento tanatológico es esencial para ayudar a los pacientes terminales y a sus familias a encontrar paz, consuelo y significado durante el proceso de morir. Aquí hay algunas formas clave de ofrecer este apoyo:

Presencia y Escucha Activa

- **Presencia Consciente**: Estar presente de manera plena y consciente, mostrando empatía y compasión, y proporcionando un entorno seguro para que los pacientes expresen sus preocupaciones y miedos.
- **Escucha Activa**: Practicar la escucha activa, prestando atención total a las palabras y sentimientos del paciente, validando sus emociones sin juzgar.

Rituales Espirituales

- **Oraciones y Bendiciones**: Facilitar oraciones y bendiciones de acuerdo con las creencias religiosas del paciente, proporcionando consuelo y fortalecimiento espiritual.
- **Rituales de Despedida**: Realizar rituales y ceremonias que ayuden a los pacientes a encontrar paz y cierre, respetando sus tradiciones y deseos.

Apoyo de Líderes Espirituales

- **Capellanes y Consejeros Espirituales**: Involucrar a capellanes o consejeros espirituales que puedan ofrecer guía, consuelo y apoyo a los pacientes y sus familias.
- **Conexión con la Comunidad Religiosa**: Facilitar la conexión del paciente con su comunidad religiosa, incluyendo visitas de líderes religiosos y participación en servicios espirituales.

Lecturas y Reflexiones

- **Textos Sagrados**: Proporcionar lecturas de textos sagrados, poesía espiritual y literatura inspiradora que resuenen con las creencias del paciente y ofrezcan consuelo.
- **Reflexión Espiritual**: Fomentar la reflexión sobre la vida y la espiritualidad, ayudando a los pacientes a encontrar significado y propósito en su experiencia.

Prácticas de Mindfulness y Meditación

- **Mindfulness**: Enseñar y practicar técnicas de mindfulness que ayuden a los pacientes a centrarse en el presente y a encontrar serenidad en medio del dolor.
- **Meditación Guiada**: Ofrecer sesiones de meditación guiada para promover la paz interior y la conexión espiritual.

Creación de Espacios Sagrados

- **Entorno de Paz**: Crear un entorno tranquilo y sagrado, con iluminación suave, música relajante y elementos personales significativos, donde los pacientes puedan encontrar consuelo.
- **Espacios de Reflexión**: Facilitar espacios para la contemplación y la meditación, permitiendo a los pacientes y sus familias reflexionar y encontrar paz.

Apoyo Continuo

- **Acompañamiento Permanente**: Proporcionar un acompañamiento constante y sincero, ofreciendo apoyo espiritual a lo largo de todo el proceso de enfermedad y después de la pérdida.
- **Red de Apoyo**: Involucrar a familiares, amigos y miembros de la comunidad espiritual para ofrecer un apoyo integral y continuo.

En resumen, ofrecer apoyo espiritual en el acompañamiento tanatológico es fundamental para proporcionar consuelo, paz y significado a los pacientes terminales y sus familias, ayudándoles a enfrentar el proceso de morir con dignidad y serenidad.

- ## Practicar la Presencia Plena

Practicar la presencia plena, o mindfulness, es fundamental en el acompañamiento tanatológico, ya que permite proporcionar un apoyo genuino y profundo a los pacientes terminales y sus familias. Aquí tienes algunas estrategias para integrar la presencia plena en el acompañamiento:

Técnicas de Mindfulness

- **Respiración Consciente**: Fomentar la respiración profunda y consciente para ayudar a centrar la mente y reducir la ansiedad. Invitar a los pacientes y sus familias a tomar respiraciones lentas y profundas para calmarse y estar presentes en el momento.
- **Escaneo Corporal**: Realizar ejercicios de escaneo corporal para ayudar a los pacientes a conectar con su cuerpo y detectar áreas de tensión o incomodidad. Esto puede ayudar a relajarse y a estar más presentes.
- **Meditación Guiada**: Ofrecer sesiones de meditación guiada que promuevan la atención plena y la conexión con el presente, ayudando a encontrar paz interior.

Comunicación Consciente

- **Escucha Activa**: Practicar la escucha activa, prestando atención plena a las palabras y emociones del paciente sin interrupciones ni distracciones. Mostrar empatía y comprensión mediante gestos y afirmaciones.
- **Presencia Plena en la Conversación**: Estar completamente presente durante las conversaciones, enfocándose en el paciente y mostrando un interés genuino por sus palabras y sentimientos.

Creación de un Entorno Serene

- **Ambiente Tranquilo**: Crear un entorno calmado y sin distracciones, donde los pacientes y sus familias se sientan seguros y cómodos. Utilizar iluminación suave, música relajante y elementos naturales para promover la serenidad.

- **Espacios de Reflexión**: Proporcionar espacios donde los pacientes y sus seres queridos puedan reflexionar y conectarse con sus pensamientos y emociones de manera tranquila.

Apoyo Emocional y Espiritual

- **Validación de Sentimientos**: Aceptar y validar las emociones del paciente, mostrando comprensión y apoyo sin juzgar. Esto promueve un ambiente de confianza y apertura.
- **Prácticas Espirituales**: Integrar prácticas espirituales que resuenen con las creencias del paciente, como la oración, la meditación o la lectura de textos sagrados, para promover la paz y la conexión espiritual.

- ## Autocuidado para los Acompañantes

- **Mindfulness para Cuidadores**: Enseñar y practicar técnicas de mindfulness con los cuidadores para que también puedan estar presentes y mantener su bienestar emocional mientras brindan apoyo.
- **Técnicas de Relajación**: Incluir técnicas de relajación como el yoga o la respiración profunda para ayudar a los cuidadores a manejar el estrés y la fatiga.

En resumen, practicar la presencia plena en el acompañamiento tanatológico permite ofrecer un apoyo más auténtico y significativo, promoviendo la paz, la conexión y el bienestar tanto para los pacientes terminales como para sus familias y cuidadores.

- ## Facilitar la Conexión Humana

La conexión humana es fundamental en el acompañamiento tanatológico, ya que proporciona apoyo emocional y consuelo a los pacientes terminales y sus familias.

Escucha Activa y Empatía

- **Presencia Plena**: Estar completamente presente en el momento, prestando atención plena y sin distracciones al paciente.
- **Validación de Emociones**: Aceptar y validar los sentimientos del paciente, asegurándoles que sus emociones son normales y válidas.

Comunicación Abierta y Honesta

- **Diálogo Honesto**: Fomentar conversaciones abiertas sobre el proceso de morir, permitiendo que los pacientes expresen sus miedos, esperanzas y preocupaciones.
- **Preguntas Abiertas**: Hacer preguntas abiertas que inviten al paciente a compartir más sobre sus sentimientos y pensamientos.

Apoyo Emocional y Espiritual

- **Rituales y Prácticas**: Facilitar rituales y prácticas que tengan significado para el paciente, ya sean religiosos, espirituales o personales.
- **Reflexión Personal**: Ayudar a los pacientes a reflexionar sobre su vida, sus logros y su legado, promoviendo un sentido de significado y propósito.

Actividades Significativas

- **Terapias Creativas**: Utilizar el arte, la música y la escritura como herramientas para que los pacientes expresen sus emociones y se conecten con otros.
- **Memorias y Legado**: Ayudar a los pacientes a crear proyectos de memoria, como álbumes de fotos o grabaciones de historias de vida, para dejar un legado perdurable.

Apoyo Familiar

- **Involucrar a la Familia**: Asegurarse de que los familiares también reciban el apoyo emocional necesario, y fomentar la comunicación y la unión entre ellos.
- **Red de Apoyo**: Crear una red de apoyo que incluya a amigos, familiares y profesionales de la salud para proporcionar un apoyo integral.

Espacios de Conexión

- **Ambiente Acogedor**: Crear un ambiente acogedor y tranquilo donde los pacientes se sientan seguros y cómodos para expresar sus sentimientos.
- **Momentos de Calidad**: Facilitar momentos de calidad entre los pacientes y sus seres queridos, promoviendo la conexión y el apoyo mutuo.

Importancia

Facilitar la conexión humana en el acompañamiento tanatológico ayuda a mejorar la calidad de vida de los pacientes terminales, proporcionando consuelo, comprensión y un sentido de pertenencia en los momentos más difíciles.

El Acompañamiento Tanatológico, visto desde una perspectiva Filosófica, es un acto de amor y compasión que nos recuerda la Belleza y la Fragilidad de la vida, y nos guía hacia una aceptación serena de nuestra mortalidad.

Diciembre 2024

Jose E. Martinez Vargas

Bibliografía

- "On Death and Dying" de Elisabeth Kübler-Ross,
- "The Oxford Textbook of Palliative Medicine"
- Organización Mundial de la Salud (OMS),
- Asociación Nacional de Cuidados Paliativos - USA
- Publicaciones de revistas especializadas en tanatología, psicología y cuidados paliativos, que ofrecen investigaciones y estudios actualizados. Fragmentos.

www.ingramcontent.com/pod-product-compliance
Lightning Source LLC
Chambersburg PA
CBHW082254220526
45469CB00009B/3001